Thomann Gesunde Füße – beschwerdefrei laufen

Dr. med. Klaus-Dieter Thomann

Gesunde Füße – beschwerdefrei laufen

Ursachen und Behandlung von Fußbeschwerden
Richtige Fußpflege

TRIAS THIEME HIPPOKRATES ENKE

Anschrift des Autors:

Dr. med. Klaus-Dieter Thomann
Arzt für Orthopädie,
Rheumatologie, Sozialmedizin
Landesarzt für Körperbehinderte in Hessen
Hammarskjöldring 141
D-6000 Frankfurt/M. 50

Umschlaggestaltung und
Konzeption der Typographie:
B. und H. P. Willberg, Eppstein/Ts.

Umschlag- und Textzeichnungen:
Friedrich Hartmann, Stuttgart

*CIP-Titelaufnahme
der Deutschen Bibliothek*

Thomann, Klaus-Dieter:
Gesunde Füße – beschwerdefrei laufen : Ursachen und Behandlung von Fußbeschwerden ; richtige Fußpflege
Klaus-Dieter Thomann. – Stuttgart : TRIAS – Thieme Hippokrates Enke, 1990

Satz und Druck:
Druckhaus Götz KG,
D-7140 Ludwigsburg
(Linotype System 5 [202])

ISBN 3-89373-122-9 1 2 3 4 5 6

Wichtiger Hinweis: Medizin als Wissenschaft ist ständig im Fluß. Forschung und klinische Erfahrung erweitern unsere Kenntnisse, insbesondere was Behandlung und medikamentöse Therapie anbelangt. Soweit in diesem Werk eine Dosierung oder eine Applikation erwähnt wird, darf der Leser zwar darauf vertrauen, daß Autoren, Herausgeber und Verlag größte Mühe darauf verwandt haben, daß diese Angabe genau dem **Wissensstand bei Fertigstellung des Werkes** entspricht. **Dennoch ist jeder Benutzer aufgefordert,** die Beipackzettel der verwendeten Präparate zu prüfen, um in eigener Verantwortung festzustellen, ob die dort gegebene Empfehlung für Dosierungen oder die Beachtung von Kontraindikationen gegenüber der Angabe in diesem Buch abweicht. Das gilt besonders bei selten verwendeten oder neu auf den Markt gebrachten Präparaten und bei denjenigen, die vom Bundesgesundheitsamt (BGA) in ihrer Anwendbarkeit eingeschränkt worden sind. Benutzer außerhalb der Bundesrepublik Deutschland müssen sich nach den Vorschriften der für sie zuständigen Behörde richten.

»Das größte Problem sind meine Füße«

Die 35jährige Patientin, die mir in der Sprechstunde gegenübersitzt, macht keinen kranken Eindruck. Sie ist schlank, adrett und modisch gekleidet. Sie kommt ohne Umschweifen zum Grund ihres Besuches:

»Herr Doktor, das größte Problem sind meine Füße.«

Frau G. trägt schicke, leicht erhöhte braune Schuhe, die in Höhe des Vorfußes etwas verbreitert erscheinen. Der Schuh macht keinen schlechten Eindruck, er läuft mäßig spitz zu. Nachdem sich die Patientin Schuhe und Strümpfe ausgezogen hat, nimmt man ihr die Klagen ohne Einschränkung ab:

Die Füße sind nach innen eingeknickt, das Längsgewölbe hat sich gesenkt. Die »Ballen« sind rechts und links verdickt und gerötet. Die Großzehen stehen nach außen ab. Wenn die Patientin die Füße nebeneinanderstellt, sehen die Zehen wie ein X aus. Ich untersuche die Füße und stelle fest, daß die Vorfüße durchgetreten sind. Auf ihrer Unterseite erkennt man ausgeprägte Schwielen. Der Druck mit dem Finger ist schmerzhaft. Nach einiger Zeit ändert die zweite Zehe ihre Farbe, war sie anfangs blaß, so wird sie nun stärker durchblutet, sie ist gerötet. Über der Streckseite findet sich eine kleine, kreisrunde Hornhautverschwielung, ein Hühnerauge (Abb. 1, s. Farbtafel 1 nach S. 32).

»Ich glaube Ihnen gern, daß Sie Schmerzen haben, wie können Sie denn überhaupt noch laufen?« ist meine Antwort.

»Das Stehen und Gehen fällt mir immer schwerer. Ich arbeite als Verkäuferin in einem großen Kaufhaus und muß den ganzen Tag stehen. Alle zwei Stunden wechsle ich die Schuhe, danach geht es etwas besser, aber schon nach kurzer Zeit kommen die Schmerzen zurück.«

Frau G. ist über den Zustand ihrer Füße unglücklich. Sie ist eigentlich gesund, aber die Schmerzen machen sie »krank«. Sie schränken ihre Leistungsfähigkeit ein und behindern sie in ihrer körperlichen Beweglichkeit und Belastbarkeit. Sie wünscht nur eins:

»Ich möchte einmal beschwerdefrei laufen können.«

Obwohl die Füße nur ein kleiner und scheinbar unbedeutender Teil unseres Körpers sind, können sie, wenn wir unter ihnen leiden, unsere Lebensqualität beeinträchtigen.

Die Schmerzen dieser Patientin sind nicht nur ihre Schmerzen; viele unserer »gesunden Mitmenschen« werden von ähnlichen Fußbeschwerden geplagt. In die Praxis kommt etwa jeder vierte Patient mit Fußproblemen. Stichworte wie *durchgetretene Füße, entzündeter Ballen, Hammerzehen, Spreizfüße, Knick-Senk-Füße* geben nur einen unzureichenden Hinweis auf das Leid, das mit diesen Fußveränderungen verbunden ist.

Im Laufe der Evolution haben wir aufrecht gehen gelernt und unsere Hände zum Greifen und »Begreifen« freibekommen. Diesen Vorteil, der die Entwicklung des Menschen überhaupt erst ermöglichte, haben wir mit einem Verlust an Stabilität und Bewegungssicherheit bezahlen müssen. Im Pflanzenreich ist der Stamm am Boden am stärksten ausgebildet, er garantiert die Standfestigkeit. Das Körpergewicht der Tiere wird von vier Füßen übernommen. Nur der Mensch ist auf seine zwei Beine angewiesen. Der Schuh soll ihm helfen, diesen Mangel wenigstens teilweise zu kompensieren. Doch zurück zu der Patientin.

Was kann ich der Patientin raten?

Die Antwort ist viel schwerer als sie auf den ersten Blick erscheint. Nachdem ich ernste Erkrankungen, zum Beispiel Entzündungen oder Knochenveränderungen ausgeschlossen habe, werde ich nach Möglichkeiten suchen, ihre Beschwerden zu lindern.

Obwohl ihre Schuhe keinen schlechten Eindruck machten, stellt sich bei der Untersuchung doch heraus, daß sie zu eng waren und sowohl die große als auch die kleine Zehe in ihrer Bewegungsfreiheit beeinträchtigten. Frau G. hatte die Schuhe zu lange getragen. Die Sohle war in der Mitte des Vorfußes bereits stark abgelaufen, der Fuß wurde nicht mehr ausreichend gepolstert. Ich nahm Maß für ein Paar Einlagen und bat sie, erneut wiederzukommen, um gemeinsam mit dem Orthopädie-Schuhmachermeister einen kleinen Umbau an ihren Schuhen vorzunehmen. Darüber hinaus empfahl ich ihr eine tägliche Fußgymnastik und allabendliche Fußbäder. Ich habe die Patientin später noch einige Male gesehen, und es ging ihr tatsächlich besser. Sicher, der Fuß hatte nicht mehr die »ideale Form« annehmen können, aber nun war sie wenigstens in der Lage, ihrer Arbeit ohne größere Schmerzen nachzukommen. Auch familiär wirkte sich die Behandlung günstig aus, Frau G. brauchte ihrem Mann nicht mehr, wie in der Zeit zuvor, den Wunsch nach einer sonntäglichen Wanderung abzuschlagen.

Eigentlich hätte der Patientin schon viel früher auffallen müssen, daß mit ihren Füßen etwas nicht in Ordnung war. Gerade für Fußbeschwerden gilt das Sprichwort: »Vorbeugen ist besser als Heilen.« Je früher die Ursache für schmerzende Füße erkannt wird und eine Behandlung (oder Selbstbehandlung) einsetzt, desto eher kann ein langwieriges Leiden vermieden werden.

Kleine Ursache – große Wirkung: Fußbeschwerden haben viele Gründe

Meistens beginnen die Fußbeschwerden langsam und schleichend. Ich möchte Ihnen ein typisches Beispiel vorstellen:

Die Ursache, die den Patienten veranlaßte in die Praxis zu kommen, war geringfügig, er erinnerte sich kaum noch daran. Die Füße begannen ihm am Montagnachmittag zu schmerzen, beim Abrollen des Fußes empfand er ein unangenehmes, drückendes Gefühl unter dem rechten Vorfuß. Er mußte einige Erledigungen machen und war den Tag über auf den Beinen. Abends, nachdem er die Schuhe ausgezogen hatte, tat ihm der Vorfuß bereits sehr weh, ein normales Gehen war kaum noch möglich.

Als ich den Fuß betrachtete und mit den Fingern untersuchte, so schmerzten vor allem die Köpfchen der Mittelfußknochen zwei und drei. Eigentlich gab es für diese Beschwerden gar keine erkennbare Ursachen. Erst nach längerer Zeit kam der Patient darauf, daß er am Sonntag eine lange Wanderung gemacht und dabei ein Paar alte abgelaufene Schuhe getragen hatte. Das Laufen war ihm damals nicht schwergefallen. Als er sich abends die Schuhe auszog, dachte er schon, sie zum Schuster zu bringen, um sie neu besohlen zu lassen. Wahrscheinlich war der Fuß an einen anderen Schuh gewöhnt, der eine weichere Sohle hatte und das Fußgewölbe besser abstützte. Da die Sohle sehr dünn und mit der Zeit unelastisch geworden war, bekam der Fuß bei jedem Schritt die Last des ganzen Körpers mit. Außerdem war der Patient schon lange nicht mehr so weit gewandert.

Sehr häufig entstehen die Fußbeschwerden nicht direkt im Anschluß an einen Spaziergang, sondern erst in den darauffolgenden Tagen, wenn ein zusätzlicher Auslöser, wie hier, in diesem Beispiel, die Einkäufe dazukommen. Erinnert man sich genau an die Tage, die der Entstehung von Fußbeschwerden vorausgingen, so wird man meistens eine auslösende Ursache finden können. Es kann sich um ganz normale Alltagsbelastungen durch Stehen oder Gehen, Sport oder um eine, die Füße scheinbar gar nicht beanspruchende Einladung am Abend handeln. Das erscheint auf den ersten Blick paradox. Aber bleiben wir ruhig bei diesem Beispiel:

Die Patientin, die einige Tage später zu mir in die Praxis kam, hatte sich für die Einladung und einen Theaterbesuch ein neues Abendkleid und ein Paar schicke schwarze Schuhe gekauft. Das Kleid und die Schuhe standen ihr gut, der Beweis dafür waren die vielen Komplimente, die sie an diesem Abend erhielt. Leider war die Freude nur von kurzer Dauer, denn am nächsten Tag fanden sich über den Gelenken der drei äußeren Zehen rote Stellen, der Schuh hatte hier gescheuert und dazu entzündete sich der Ballen des rechten Fußes.

Was war passiert?

Der Schuh, der so gut mit dem Abendkleid harmonierte, paßte nicht zum Fuß. Darauf hatten weder die Verkäuferin noch die Patientin geachtet. Die Wahl war auf ihn aus modischen Gesichtspunkten gefallen. Er war zu schmal und bot den Zehen weder in der Länge, noch in der Höhe und Breite ausreichend Platz. Da er an der Innenseite spitz zulief, wurde die große Zehe stark eingezwängt und der Ballen, der durch einen Schleimbeutel geschützt wird, entzündete sich stark.

Die Patientin hatte Glück. Nachdem sie den Fuß einige Tage geschont hatte und breite Sandalen getragen hatte, gingen die Druckstellen an den Zehen und die Entzündungen über den Ballen weg, sie hatte Umschläge gemacht und den Fuß abendlich nach einem Fußbad hochgelegt. Die Schuhe mußte sie leider aussortieren, aber der finanzielle Verlust ließ sich leichter verkraften als wochen- oder monatelange Schmerzen. Wahrscheinlich wären ihr die Probleme erspart geblieben, wenn sie beim Schuhkauf einen Kompromiß zwischen Mode und standfestem Schuh gefunden hätte.

Nicht immer sind es alte oder zu enge Schuhe, die als Auslöser wirken, oftmals entstehen die Beschwerden auch völlig unabhängig vom Schuh. Da viele Menschen den ganzen Tag über sitzen müssen, sind sie froh, wenn sie abends einen Ausgleich im Sport finden können. Sie schlagen dabei gleich mehrere Fliegen mit einer Klappe. Der Kreislauf wird angeregt, der Blutdruck normalisiert sich und gleichzeitig wird einer Gewichtszunahme vorgebeugt. Nicht immer treten nur die erwünschten Wirkungen ein. Ich erinnere mich an einen 40jährigen Tennisspieler, der bereits seit vielen Jahren seinem Sport nachging. Nach einem Vereinsturnier kam er zu mir und klagte bei jedem Schritt über Beschwerden unter der Ferse. Äußerlich ließ sich am Fuß nichts erkennen. Berührte ich mit dem Daumen die Mitte der Ferse, so traten ganz akute und starke Schmerzen auf. Sie waren auch dann vorhanden, wenn er den ganzen Fuß hochzog und ich mit den Fingern in das Fußgewölbe drückte. Er hatte sich eine Entzündung an der Stelle zugezogen, an der die sehnige Faserplatte, die unseren Fuß von der Sohle her schützt und das Fußgewölbe verspannt, ansetzt. Zwar ist unsere Ferse durch ein großes Fettpolster gegen Druckbelastungen bestmöglich geschützt; in diesem Fall hatte der Patient beim Spiel die sehnige Platte überlastet. Er wollte es seinen Mannschaftskameraden bei diesem Spiel »einmal richtig zeigen«. Mir erzählte er, daß er sich während und nach dem Spiel noch nie so wohl gefühlt hätte wie sonst, er hätte kaum einen Ball ausgelassen. Glücklicherweise ließen die Beschwerden bei unserem Tennisspieler mit der Zeit wieder nach. Er wurde, nachdem er einige stützende Verbände und eine besondere Einlage erhalten hatte, völlig beschwerdefrei.

Alle drei Patienten führte der Schmerz zu mir, die Ursache konnte gefunden und ausgeschaltet werden. Nach der Beratung und einer nicht eingreifenden Therapie stellte sich die normale Leistungsfähigkeit der Füße wieder her.

Zwar ist der Schmerz unangenehm, weil er unseren normalen Lebensrhythmus unterbricht und uns zum Innehalten zwingt, aber er hat auch seine guten Seiten. Obwohl er den normalen Tagesablauf stört, müssen wir der Natur dankbar sein, daß wir einen so feinen Meßfühler wie den Schmerz besitzen. Nicht jeder ist so sensibel wie die »Prinzessin auf der Erbse« und bemerkt schon die geringste äußere Beeinträchtigung. Der Schmerz ist ein Warnsignal, das nicht überhört werden darf. Weder berufliche noch sportliche oder modische Einflüsse und Zwänge dürfen uns dazu bringen, ihn zu ignorieren.

Vielleicht hat auch Sie der Schmerz dazu bewegt, sich näher mit Ihren Füßen zu beschäftigen, vielleicht waren es auch Druckstellen, Hühneraugen, Hammerzehen oder andere kleinere oder größere Fußprobleme die Sie plagen.

Auf den folgenden Seiten finden Sie Informationen zum Aufbau des normalen Fußes und zu den verschiedensten Fußveränderungen. Die Hinweise sollen für Sie aber nicht »akademisch« bleiben, sondern Sie sollen Tips und Ratschläge erhalten, die Ihnen helfen, das Ziel dieses Buches zu erreichen: *beschwerdefrei zu laufen.*

Sie müssen den Text nicht Kapitel für Kapitel lesen, sondern können sich auch nur den Teil heraussuchen, der für Sie von besonderem Interesse ist. Nach einem einleitenden Abschnitt über den gesunden Fuß ist der Hauptteil nach der Anatomie des Fußes gegliedert. So finden Sie Kapitel über die Zehen, den Vorfuß, den Mittelfuß, die Ferse und das Sprunggelenk. Auch die Fußnägel und die Haut werden gesondert behandelt. In vielen Fällen werden Sie die Ursachen für Ihre Fußbeschwerden erkennen können, unter Umständen gibt Ihnen die Lektüre einen Anstoß, sich mit dem Hausarzt, Orthopäden oder einem Fußpfleger zu unterhalten. Nicht immer wird man ohne eine Behandlung, eine Einlagenversorgung, eine Schuhzurichtung oder sogar einen operativen Eingriff auskommen.

Allgemeiner gehalten sind die Kapitel über Schuhe und Schuhkauf, Höhe des Absatzes, Fuß und Sport, Fußpflege und die medizinische Behandlung der Fußleiden.

Praktisch ausgerichtet sind die Seiten dieses Buches, die mit »Beweglich bleiben: Vorschläge für eine tägliche Gymnastik und Massage« (s. S. 137) und »Der gesunde Fuß bei extremer Belastung« (s. S. 131) überschrieben sind.

Einen Blick in die Geschichte können Sie im Abschnitt »Wo uns der Schuh drückt – ein Blick zurück in die Geschichte« werfen (s. S. 153). Gerade die Betrachtung der Vergangenheit, ihrer Moden und der dadurch mitverursachten gesundheitlichen Beeinträchtigungen läßt uns die heutigen Fußprobleme besser erkennen.

Der Fuß, näher besehen: einige Informationen zur Anatomie

Für unsere Vorfahren – vor vielen hunderttausend Jahren – waren Füße und Hände Werkzeuge zum Greifen und Hilfsmittel zur Fortbewegung. Als der Mensch den aufrechten Gang erlernte, bildeten sich Hände und Füße unterschiedlich aus. Trotzdem sind Hand und Fuß ähnlich aufgebaut, wir haben fünf Finger und fünf Zehen, eine entsprechende Anzahl von Mittelhand- bzw. Mittelfußknochen, die Fuß- und Handwurzelknochen, Elle und Speiche bzw. Schien- und Wadenbein. Im Gegensatz zur Hand, die feinste Bewegungen erlaubt und die wir in alle Richtungen bewegen können, hat der Fuß im Laufe der Jahre an Belastbarkeit und Stabilität gewonnen. Obwohl der Fuß unseren Körper Tag für Tag viele tausend Mal tragen muß und jedes Gewicht, das wir heben, auch auf ihn wirkt, versagt er uns nicht seine Funktion. Er trägt uns von einem zum anderen Ort und ermöglicht uns einen mühelosen Stand. Unsere Füße versehen diesen Dienst so perfekt, daß wir sie gar nicht bemerken. Sie funktionieren automatisch, nur wenn eine Störung auftritt, wenn uns der Schmerz auf sie aufmerksam macht, werden wir ihrer gewahr.

Scheinbar bewegt sich der Fuß beim Abrollen gleichförmig, er hat jedoch nicht verlernt, sich auf kleinste Unebenheiten des Bodens einzustellen. Wir laufen genauso gut auf einem völlig glatten Asphaltboden wie auf einer gepflasterten abschüssigen Straße oder einem Feldweg. Der Fuß paßt sich dem Untergrund an und balanciert unser Gewicht aus. Hierbei helfen ihm die Muskeln des Unterschenkels, die ihre Befehle unter anderem aus dem Kleinhirn bekommen, das die Bewegung koordiniert und lenkt.

Der Fuß ist aus den Knochen der Fußwurzel, des Mittelfußes und den Zehen aufgebaut (Abb. 2a, b, c). Wir stehen auf der Ferse (dem Fersenbein). Die Last wird von hier auf das Sprungbein übertragen. Sprungbein und Fersenbein bilden ein aufeinander abgestimmtes Gelenk, das nur eine geringe Beweglichkeit zuläßt. Dadurch ist die Kraftübertragung ohne große Verluste möglich, gleichzeitig wird eine Instabilität vermieden. Andererseits ermöglichen die aufeinander abgestimmten Gelenkflächen die Unebenheiten des Bodens auszugleichen.

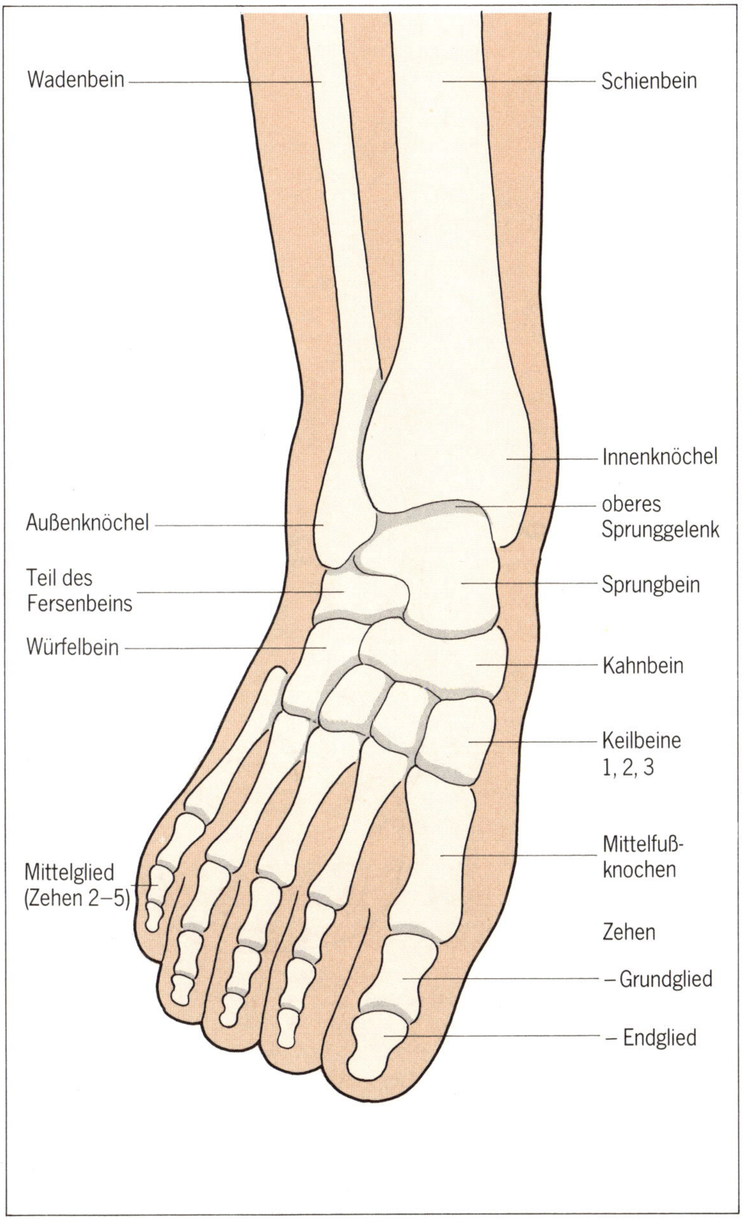

Abb. 2a Der gesunde Fuß – von vorne.
Die Breite des Fußes nimmt nach vorne zu!

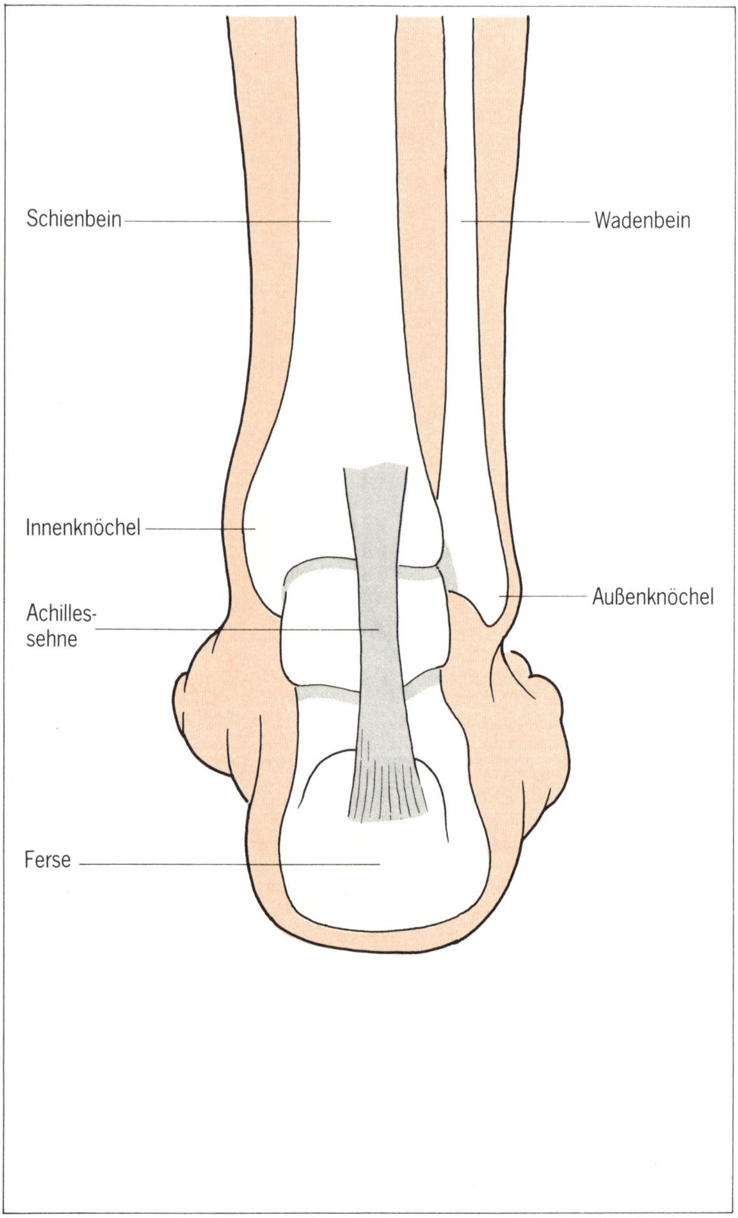

Abb. 2b Der gesunde Fuß – von hinten.
Die Achillessehne hebt sich deutlich von der Umgebung ab.

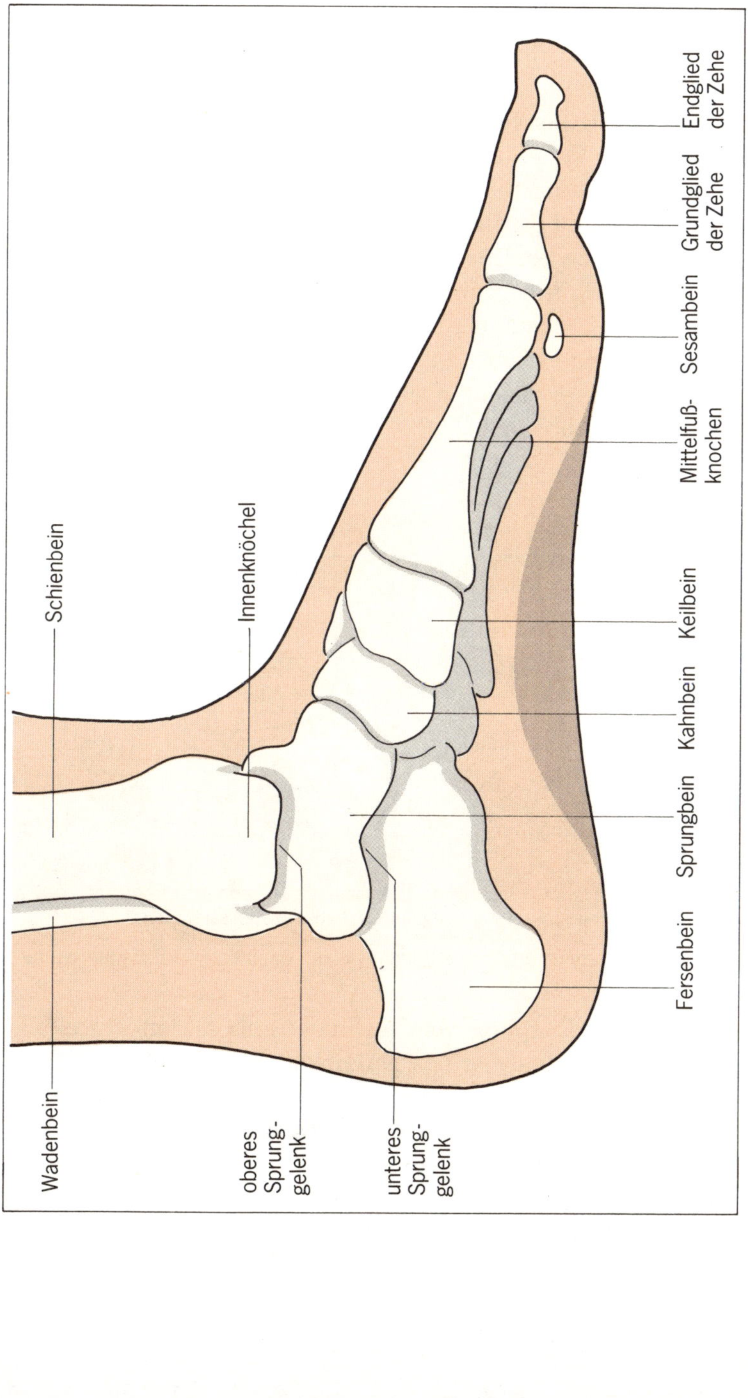

Abb. 2 c Der gesunde Fuß – von innen. Das Fußgewölbe ist deutlich ausgeprägt.

Das Sprungbein besteht aus einer zum Körperzentrum hin gewölbten Rolle, die von Innen- und Außenknöchel eingefaßt wird. Die beiden Knöchel umschließen diese Rolle, und verhindern ein Abgleiten zur Seite. Die konvexe Gelenkfläche des Sprungbeins ermöglicht das Abrollen des Fußes, das Bestandteil jeden Schrittes ist. Wenn Sie sich die einzelnen Funktionen des Fußes verdeutlichen wollen, so ziehen Sie Ihre Schuhe und Strümpfe aus und heben und senken Sie die Fußspitze. Damit bewegen Sie Ihren Fuß im oberen Sprunggelenk. Wenn Sie jetzt die Ferse nach innen und nach außen kanten, so ist dafür das untere Sprunggelenk zuständig. Der Ausschlag der Ferse nach innen und außen ist lange nicht so groß wie der im oberen Sprunggelenk. Wir benötigen dieses Gelenk auch nur, um uns an die Bodenunebenheiten anzupassen (Abb. 3a, b).

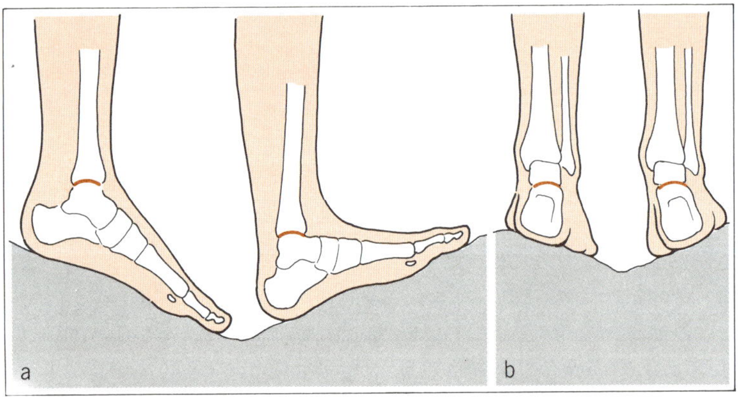

Abb. 3a Mit dem oberen Sprunggelenk heben und senken wir den Fuß.

Abb. 3b Mit dem unteren Sprunggelenk passen wir uns an die Bodenunebenheiten an.

Am Übergang vom Sprunggelenk in den Mittelfuß, befindet sich auf der Innenseite das Kahnbein. Wenn wir den Fuß von dieser Seite aus betrachten, so erkennen wir, eine deutliche Wölbung. Wir bezeichnen diese Anhebung als *Längsgewölbe*. Vergleichen läßt sich das Längsgewölbe mit einem Torbogen. Wir stehen immer wieder fasziniert vor solchen Torbögen, weil die einzelnen Steine sich gegenseitig stützen, sie brauchen keinen Mörtel, allein der Druck reicht, um das Gewölbe nicht einsinken zu lassen. Einer dieser »Hauptsteine« im Gewölbe des Fußes ist das eben beschriebene Kahnbein, das sich quer wie ein

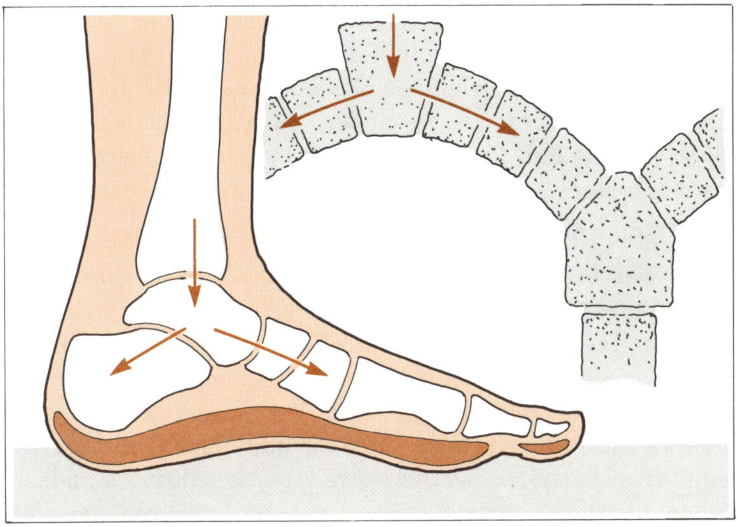

Abb. 4 Der Fuß ist wie ein Gewölbe aufgebaut. Im Stehen verteilt sich die Last auf Ferse, Außenrand und Vorfuß.

Quader zwischen dem vorderen Anteil des Sprungbeines und den Keilbeinen schiebt (Abb. 4). Die Keilbeine – wir unterscheiden hier das innere, mittlere und äußere Keilbein – stellen weitere, zur Fußmitte gehörende Steine des Gewölbes dar. Auch sie sind mehr oder weniger viereckig geformt und leiten die Kraft in den vorderen Teil des Gewölbes über, das von den fünf Mittelfußknochen gebildet wird. An der Außenseite des Fußes wird der Schlußstein des Gewölbes, das hier nur schwach ausgeprägt ist, von dem Würfelbein gebildet. Die einzelnen Knochen sind durch kräftige Bänder miteinander verbunden. Trotzdem sind zwischen allen Fußwurzeln und Mittelfußknochen große Gelenkflächen ausgebildet, kein Knochen reibt auf dem anderen. Die Gelenkflächen werden durch Gelenkflüssigkeit »geschmiert« und können sich so »reibungslos« den Bodenverhältnissen anpassen. Zusätzlich wirkt das Fußgewölbe als Puffer, es federt jeden Schritt ab.

Das mittlere Drittel des Fußes wird von den Mittelfußknochen gebildet, die viel länger als die Fußwurzelknochen sind und den Fuß zu den Zehen hin verbreitern. Besonders stark ausgeprägt ist der erste Mittelfußknochen, der in der Lage ist, den größten Teil unseres Körpergewichts zu übernehmen. Die Zehen sind wie unsere Finger aufgebaut.

So wie der Daumen nur ein Grund- und ein Endglied hat, weist auch die große Zehe nur zwei Glieder auf. Die restlichen Zehen bestehen aus drei Gliedern mit je zwei Gelenken. Mit den Zehen stoßen wir uns bei jedem Schritt von der Erde ab. Sie helfen uns, das Gleichgewicht zu halten, indem sie den Fuß fein dosiert in die von uns unbewußt gewünschte Position bringen können.

Bei Kindern und Erwachsenen, die viel barfuß laufen, sind die Zehen hervorragend beweglich. Sie können ab- und angespreizt, gebeugt und gestreckt werden. Mit den Zehen lassen sich Gegenstände aufheben. Sie haben wahrscheinlich schon einmal eine Postkarte oder ein Bild von einem Menschen gesehen, der ohne Arme geboren wurde und mit seinen Füßen malen kann. Vor einiger Zeit saß ich mit einer jungen Frau in einem Café, die aufgrund einer Conterganschädigung keine Arme hatte. Sie benutzte ihre Füße so selbstverständlich wie ihre Hände. Sie rührte ihren Kaffee mit einem Löffel um, den sie zwischen der großen und der zweiten Zehe einklemmte und nahm die Tasse »in den Fuß«. Danach aß sie ihr Menü, indem sie mit Messer und Gabel geschickt hantierte. Keine noch so ausgefeilte und komplizierte Prothese, die die Arme theoretisch ersetzen könnte, wäre in der Lage, die Funktion des Fußes zu übernehmen.

Wir sind natürlich mit unseren Füßen nicht so geschickt, wir hatten es nicht nötig, die Greiffunktion der Füße zu entwickeln. Das Sprichwort »Übung macht den Meister« ist auch in der Umkehrung richtig, durch den Nichtgebrauch von Gliedern oder Körperteilen verlieren diese zunehmend ihre Funktion. Ein Fuß, der von klein auf an Schuhwerk gewöhnt ist und nur die Bewegung des Abrollens ausführt, schränkt sich in seinen Möglichkeiten immer mehr ein. Normalerweise ist das kein großer Mangel, denn wir können uns von unseren Händen »bedienen« lassen. Andererseits nimmt mit der Einschränkung der Beweglichkeit und der Funktion der Zehen ihre Fähigkeit ab, sich an die Bodenverhältnisse anzupassen. Leicht werden einzelne Gelenke überfordert, die gleichförmige Bewegung kann zu Schmerzen und Entzündungen führen. Mehr hierüber können Sie in dem Kapitel über den Vor- und Mittelfuß lesen, die am häufigsten von derartigen Beschwerden betroffen sind (s. S. 30, 55).

Normaler Fuß – gesunder Fuß?

Nicht selten liest man in orthopädischen Zeitschriften, in Berichten über Schuluntersuchungen oder auch in der Tageszeitung, daß die Mehrheit unserer Mitmenschen fußkrank sei, und daß man befürchten müsse, kaum noch einen normalen Fuß zu sehen. Ich stehe derartigen Feststellungen skeptisch gegenüber. Denn:

Was ist ein normaler, durchschnittlicher Fuß?

Wahrscheinlich wissen es die Autoren dieser Untersuchungen auch nicht. Besonders schöne Füße haben die antiken Skulpturen, und es stellt sich die Frage, ob die Menschen damals auch schon unter Fußbeschwerden gelitten haben. Wahrscheinlich wurden die Füße der Venus von Milo (nur der rechte ist unbekleidet, der linke verschwindet unter dem weiten Gewand) genau wie ihr Körper dem Schönheitsideal der Zeit angepaßt. Das spricht weder gegen sie noch den damaligen Zeitgeschmack, aber wir müssen sehr vorsichtig sein, wenn wir heute derartige Idealbilder als Norm ansehen.

Der ideale Fuß

Obwohl das Fußskelett bei allen Menschen gleich aufgebaut ist, variiert die Fußform von Person zu Person überaus stark. Idealerweise sollte die Ferse in einer Linie mit der Wade stehen und nur eine minimale Knickbildung nach innen aufweisen. Die Achillessehne hebt sich klar gegen die Umgebung ab, die Konturen sind fein gezeichnet. Die oberen Begrenzungen des Fußes bilden Innen- und Außenknöchel, von hier aus verjüngt sich der Fuß zum Boden hin, um sich dann wie eine Brücke oder wie ein Gewölbe zur Ferse und zum Vorfuß auszuspannen. Das innere Längsgewölbe ist gut erkennbar, im Stand kann man Zeige- und Mittelfinger unter das Gewölbe legen, so daß die Fingerkuppen darunter verschwinden. Der Fuß verbreitert sich zu den Zehen hin; hierbei liegt kein Spreizfuß vor! Der erste Mittelfußknochen, der den inneren Teil des Gewölbes stabilisiert geht in gerader Linie zur großen Zehe über. Zwischen der ersten und zweiten Zehe besteht ein relativ großer Abstand, so daß diese Zehen keinen Kontakt miteinander haben. Auch die anderen Zehen liegen parallel zueinander, ohne sich zu bedrängen. Nicht selten überragt die zweite Zehe die große Zehe. Das ist kein krankhafter Befund. Die fünfte Zehe schmiegt sich häufig an die vierte Zehe, sie ist kürzer und gar nicht selten etwas »verkümmert«. Der Nagel ist deutlich kleiner als der der anderen Zehen. Die Haut, ich komme später darauf zurück, ist frei von jedweden Druckstellen, Hühneraugen, Rötungen oder Rissen. Die Zehen liegen im Stand gestreckt mit den Köpfchen auf (Abb. 2, s. S. 17, 19).

Betrachten wir die Fußsohle, so erkennen wir eine feste hornhautartige Verdickung der Ferse, des äußeren Fußrandes und des Vorfußes. Besonders belastungsfähige Haut findet sich unter der ersten Zehe und den Endgliedern der anderen Zehen.

Der beschriebene Fuß ist ein »Idealfuß«. Auch Füße, die starke Abweichungen von diesem Bild zeigen, müssen nicht krank sein. Ich denke an die sogenannten »Sommerbeine« der Frau, bei denen die Unterschenkel während der warmen Jahreszeit etwas anschwellen, ohne daß ein krankhafter Befund vorliegt. Wenn man sie untersucht erkennt man, daß der Raum zwischen der Achillessehne, dem Innen- und Außenknöchel durch Lymphflüssigkeit ausgefüllt ist. Andere Menschen weisen eine Verstärkung oder häufiger eine Abflachung des Fußgewölbes auf. Gleichzeitig kann zusätzlich eine Innen- oder Außenkantung des Fußes bestehen. Solange keine Beschwerden auftreten, würde ich einen solchen Befund nicht als krank bezeichnen. Das gleiche gilt für den Vorfuß. Auch schmale Füße mit eng zusammenstehenden Zehen oder Verbindungen zwischen einzelnen Zehen, einer sogenannten Schwimmhautbildung, bzw. eine Verkürzung einzelner Zehen, sind nicht als Krankheitszeichen, sondern nur als Variation der natürlichen Fußform zu werten. Schmiegt sich die erste Zehe stärker an die zweite an und ist eine leichte Abweichung nach außen vorhanden, so besteht noch kein Grund zur Sorge. Die beschriebenen Veränderungen dürfen jedoch *keine Schmerzen* verursachen.

Die berufliche Spezialisierung kann »betriebsblind« machen. Davon sind auch Orthopäden nicht ausgenommen. Wir machen uns nicht immer die große individuelle Breite der verschiedenen Fußformen klar und lassen schon mal nebenbei die Diagnose Spreizfuß, Senk-Spreiz-Fuß, Knickfuß, Hohlfuß, Sichelfuß oder ähnliches fallen, ohne eine Krankheit benennen zu wollen. Für den Arzt ist es mehr ein

Hinweis auf eine Tendenz, ohne daß mit ihr ein Werturteil, das den Fuß als krank abstempelt, verbunden ist.

Etwas anderes ist es, wenn die Füße ihren Dienst versagen und immer wieder Schmerzen auftreten. Auch Rötungen oder eine umschriebene Schwielenbildung, starke Abweichungen der Zehenstellung, die Krümmung der Zehen oder Schwellungen, die nicht mehr verschwinden, fallen in einen Bereich, der als behandlungsbedürftig zu bezeichnen ist.

Die »Polsterung« des Fußes

Nachdem wir uns mit der Fußform beschäftigt haben, möchte ich kurz auf die Funktion des Fußes beim Stehen und Gehen und die auf ihm ruhende Last eingehen.

Die äußere Form des Fußes ist durch das knöcherne Skelett vorgegeben. Die Muskulatur stützt und hält das Skelett und verhindert ein Einsinken oder Durchtreten des Fußes. Man kann die Muskulatur mit Stahlseilen vergleichen, die eine Hängebrücke stabilisieren (Abb. 5). Im Gegensatz zur Brücke steht unser Fuß nicht fest an einer Stelle,

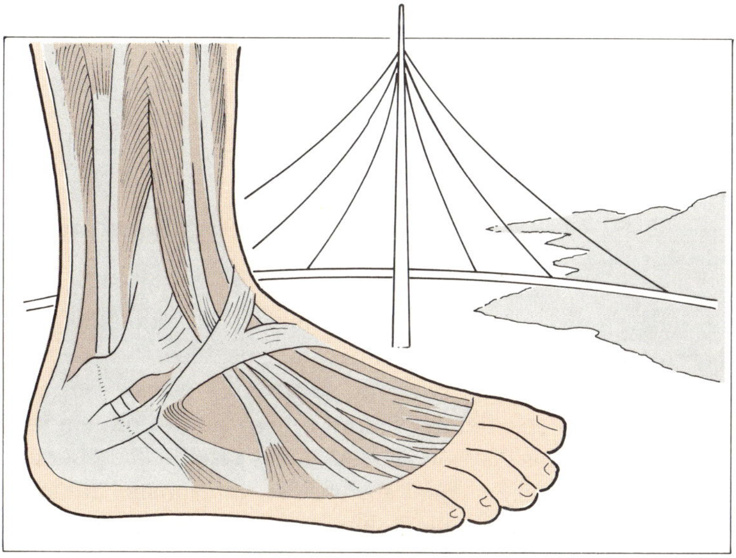

Abb. 5 Der Fuß wird durch Sehnen und Bänder wie eine Hängebrücke stabilisiert. Die Auftrittsflächen sind gut gepolstert.

sondern befindet sich in dauernder Bewegung. Unsere »Brücke« muß bei jedem Schritt neu abgestützt werden. Die Natur hat dieses Problem auf bewundernswerte Weise gelöst. Unter der Ferse, dem Fußaußenrand und den Köpfchen der Mittelfußknochen ist eine kissen- bzw. matratzenförmige Polsterung aus kleinen Fettgewebskügelchen angebracht, die durch bindegewebige Fächer gehalten wird. Wir laufen wie auf einem Wasserkissen. Das sehr feste, aber in sich elastische und verformbare Kissen nimmt die Druckkräfte auf, verteilt sie und ist so in der Lage, unser Körpergewicht, das sich bei jedem Schritt oder bei einem Sprung vervielfacht, zu übernehmen. Trotz der riesigen Belastung merken wir davon im Normalfall gar nichts. Erst wenn sich das Kissen »durchgescheuert«, wenn die Kraft der Federung erloschen oder ein Teil des Fußes mit Macht nach unten drückt, werden wir uns des Fehlens dieser genialen Einrichtung bewußt. Wir bekommen Schmerzen, jeder Schritt tut weh, wir werden gezwungen unseren Fuß zu schonen.

Ferse oder Vorfuß, wer trägt mehr?

Im Stand liegt der Schwerpunkt unseres Körpergewichts etwas vor dem oberen Sprunggelenk, in Höhe des Kahnbeins. Die Ferse wird deutlich stärker als der Vorfuß belastet, die inneren Köpfchen der Mittelfußknochen tragen mehr als die äußeren. Ziehen wir einen Schuh an, dann ruhen drei Viertel unseres Körpergewichts auf der Ferse, das restliche Viertel übernimmt der Vorfuß. Es ist wichtig, diese Gewichtsverteilung zu kennen, da sie für einen *flachen Schuh* gilt. Stellen wir uns auf die Zehenspitzen, dann wird die Ferse »arbeitslos«, der Vorfuß trägt unseren Körper zu 100 Prozent. Jetzt lastet ungefähr ein Drittel auf dem Köpfchen des ersten Mittelfußknochens, also im Bereich des sogenannten »Ballens« oder etwas hinter dem Großzehengrundgelenk, die anderen zwei Drittel werden von den Mittelfußköpfchen 2 bis 5 übernommen. Würde es sich nur um eine theoretische, rein wissenschaftliche Feststellung handeln, so könnten wir sie vernachlässigen. Wie Sie in der nächsten Abbildung sehen, geht es um ein sehr praktisches Problem, das die Höhe des Absatzes betrifft. Je höher der Absatz, desto weniger wird der Teil belastet, der naturgemäß dafür geschaffen ist: die Ferse (Abb. 6). Bei hohen Absätzen muten wir dem grazilen Vorfuß zu, den allergrößten Teil unseres Körpergewichtes zu übernehmen. Praktische Bedeutung bekommt diese Fehlbelastung vor allem für die Damen, die dauernd hohe Absätze tragen. Bei ihnen entwickelt sich

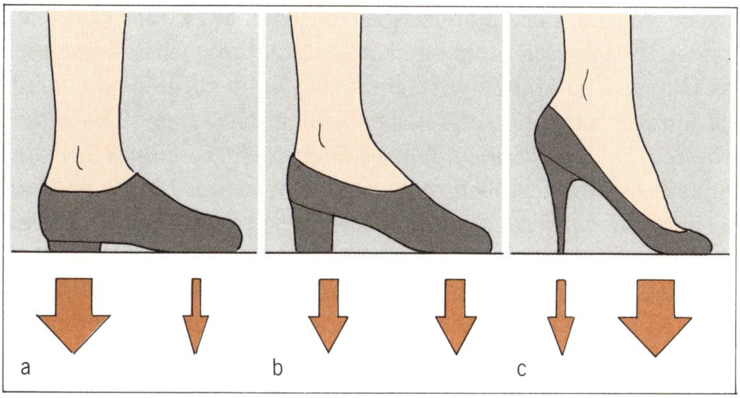

Abb. 6 Die Höhe des Absatzes beeinflußt die Belastung des Fußes und das Gangbild.

im Laufe der Zeit ein Ungleichgewicht zwischen Vor- und Rückfuß. Doch davon mehr in den nächsten Kapiteln.

Das Gehen

Sicher haben Sie schon einen Bekannten von der Ferne aus an seinem Gangbild erkannt. Der Gang gehört zu unserer Persönlichkeit und wird vom körperlichen und seelischen Befinden mitgeprägt. Bei allen individuellen Unterschieden lassen sich dennoch einige allgemeine Feststellungen treffen:

Die meisten Menschen setzen beim Gehen zuerst die Ferse auf. Die Außenseite der Ferse berührt den Boden früher als die Innenseite, die Wadenmuskulatur wird angespannt, um ein Einknicken im unteren Sprunggelenk zu verhindern. Nachdem die Ferse aufgesetzt ist, überträgt sich die Last auf den äußeren Teil des Fußes unterhalb des fünften Mittelfußstrahls. Danach ist der Vorfuß gefordert, er übernimmt die Last während sich die Ferse hebt und die Zehen beim Abstoßen des Fußes behilflich sind. Sie helfen uns das Gleichgewicht zu halten. Die Bewegung wiederholt sich am anderen Fuß, und wir machen diesen komplizierten Vorgang Schritt für Schritt viele tausend Mal am Tag. Damit das scheinbar einfache Gehen reibungslos abläuft, ist ein Zusammenspiel von Knochen, Gelenken und Muskeln notwendig.

Wegen des komplizierten Aufbaus des Fußes und seiner Funktion wirkt sich jede Störung, jede Entzündung, jeder Schmerz auch auf das Gehen aus: Haben wir Schmerzen an der Innenseite des Fußes, so werden wir versuchen, die Außenseite noch stärker zu belasten, um den kranken Teil zu schonen. Ganz anders sieht es aus, wenn wir uns den kleinen Zeh angestoßen haben und er beim Abrollen schmerzt. In diesem Fall werden wir mehr über »den großen Onkel« laufen und den Fußaußenrand anheben. Das geht gut, solange der Fuß in der Lage ist, den Schaden zu kompensieren. Laufen wir über einen längeren Zeitraum in der Schonhaltung, dann überlasten wir leicht die Teile des Fußes, denen wir mehr Arbeit zugemutet haben. Im Falle der Prellung der Kleinzehe ist mit Beschwerden an der Innenseite des Fußes zu rechnen. Bei einem Reizzustand des inneren Fußgewölbes und der stärkeren Belastung des Fußaußenrandes kann sich dieser so stark entzünden, daß wir nicht mehr laufen können und nur die Schonung eine Linderung bringt.

Diese einfachen Beispiele zeigen uns, daß jeder Eingriff in die Statik oder den Bewegungsablauf Folgen hat, die den ganzen Fuß miteinbeziehen. Kleine, scheinbar unbedeutende Ursachen können große Wirkungen nach sich ziehen. Andererseits verfügt der Fuß über eine große Fähigkeit zum Ausgleich. Nicht bei jeder Fußverletzung oder Überlastung müssen wir auf das Gehen verzichten, andere Abschnitte des Fußes »springen ein« und übernehmen die Aufgaben des behinderten Teils.

Je mehr man sich mit der Anatomie des Fußes beschäftigt, um so mehr erkennt man, daß er genauso kunstvoll wie die scheinbar überlegene Hand aufgebaut ist. Es gibt keinen Grund, unsere Füße zu verstecken.

Fußbeschwerden: Ursachen und Behandlung

Auf den folgenden Seiten erhalten Sie eine Übersicht über die Ursachen der verschiedensten Fußbeschwerden. Nicht jeder Schmerz ist ein Grund zur Beunruhigung, häufig verschwinden überlastungsbedingte Beschwerden von selbst.

Um Ihnen die Möglichkeit zu geben, gezielt nachzulesen, habe ich die einzelnen Veränderungen und Erkrankungen nach dem Ort ihres Auftretens eingeteilt. Am häufigsten finden sich Ursachen im Bereich des Vorfußes, aus diesem Grunde werden Erkrankungen dieses Fußabschnittes zuerst behandelt. Danach werden der Mittelfuß, der Rückfuß mit Ferse und das obere Sprunggelenk dargestellt.

Jedes Kapitel beginnt mit den Symptomen (Beschwerden, Aussehen), im Anschluß werden die Ursache der Veränderung, eine mögliche Therapie und die Heilungsaussichten (Prognose) beschrieben.

Wahrscheinlich kann Ihnen die Lektüre nicht alle Fragen beantworten. Manche Probleme erschließen sich auch erst im Gespräch. Ziel des Bändchens ist nicht, Sie zu einem »Fußarzt« weiterzubilden, sondern Ihnen Hinweise für das Umgehen mit Ihren Füßen zu geben und Ihnen die Möglichkeiten und Grenzen der Medizin aufzuzeigen. Sie erhalten Informationen für ein fundiertes Gespräch mit Ihrem Hausarzt, dem Orthopäden oder Fußpfleger.

Erkrankungen, die den ganzen Fuß betreffen und zum Beispiel bei rheumatischen Entzündungen oder im Kindesalter auftreten, werden gesondert behandelt.

Erkrankungen und Veränderungen des Vorfußes

Durchgetretene Füße – Spreizfüße

Die Beschwerden, die durchgetretene Füße verursachen, haben Sie bereits auf den ersten Seiten kennengelernt. In der Einleitung stellte ich Ihnen eine Patientin vor, die über Schmerzen unter den Mittelfußköpfchen klagte. Typischerweise treten die Beschwerden vor allem nach langem Stehen oder Laufen auf. Die Patienten berichten über leichtere bis heftigste, messerstichartige Schmerzen im Vorfuß, die sich bei jedem Schritt wiederholen. Je länger sie stehen, desto unerträglicher werden diese Beschwerden. Die Diagnose haben die Patienten meistens selbst gestellt. Sie klagen über *»durchgetretene Füße«*. Dieser Begriff beschreibt sehr genau das Hauptsymptom der Fußveränderung, die vom Orthopäden als »Spreizfuß« bezeichnet wird. Wenn man den Fuß betrachtet, so erkennt man, daß sich die normalerweise gleichmäßige Beschwielung unter den Köpfchen der Mittelfußknochen deutlich verändert hat. Zeigen sonst meistens das erste und fünfte Köpfchen eine stärkere Beschwielung, so finden sich bei der Untersuchung der Fußsohle starke Hornhautbildungen unter den Mittelfußköpfchen zwei, drei und vier (Abb. 7, Farbtafel nach S. 32). Bei Berührung klagen die Patienten über starke Schmerzen. Nicht selten finden sich direkt unter den Köpfchen Dornwarzen, die der Körper zum Schutz ausbildete, deren Wirkung sich jedoch durch die starke Hornhautverdickung in ihr Gegenteil verkehrte. Wie eine Nadel drückt sich der kegelförmige Hornhautdorn gegen den Knochen und läßt im Extremfall jeden Schritt zur Qual werden. Der Vorfuß ist leicht verbreitert, nicht selten zeigt die große Zehe nach außen. Sie bedrängt die zweite Zehe. Werden beide Füße nebeneinander gehalten, so entsteht ein leichtes X (weitere Einzelheiten s. S. 37).

Was ist passiert?

Der Spreizfuß ist eine Zivilisationskrankheit, die fast immer durch äußere Faktoren hervorgerufen wird. Während seiner Entstehung entwickelt sich ein Ungleichgewicht zwischen Ferse und Vorfuß. Der Vorfuß muß mehr Last übernehmen, und die Köpfchen der zentralen Mittelfußknochen, die sonst wie in einem Gewölbe leicht angehoben werden und sich so gegenseitig stützen können, haben die Verbindung verloren. Der zweite bis vierte Mittelfußknochen tritt tiefer und muß nun ein Vielfaches des sonst auf ihn einwirkenden Gewichts übernehmen.

Der Fuß war anfänglich gesund. Drei Ursachen des Spreizfußes, die eng mit der Schuhmode zusammenhängen, können ohne weiteres benannt werden:

1. Hohe Absätze
Mit dem Tragen hoher Absätze wird ein zunehmender Teil des Körpergewichts auf den Vorfuß verlagert. Kurzfristig kann der Vorfuß diese Last tragen, mit der Zeit wird er überfordert. Das Gewölbe, das den Vorfuß stabilisierte, senkt sich, der Fuß tritt sich durch.

2. Spitze Schuhe
Schuhe, die spitz zulaufen, drängen die Großzehe nach außen ab. In Kombination mit dem erhöhten Absatz fällt die große Zehe als Stütze weg, die Last ruht auf den viel schwächeren zweiten, dritten und vierten Mittelfußköpfchen. Auch der gesündeste Fuß hält das nur eine gewisse Zeit aus.

3. Zu kurze Schuhe
Sind die Schuhe an den Zehen zu kurz oder nicht hoch genug, so werden die Endglieder gedrückt. Der Fuß kann diesem Druck nur ausweichen, indem er sie krümmt. Durch die Krümmung der Zehen werden die Köpfchen der Mittelfußknochen auf den Boden gepreßt. Zusätzlich entstehen Hühneraugen über den Zehengelenken.

Gar nicht selten sind alle drei Ursachen für die Entstehung des Spreizfußes verantwortlich. Betroffen sind hauptsächlich Frauen, die – man darf es hier deutlich sagen – für die Männer schön sein wollen, diese Schönheit aber mit Schmerzen und langfristig mit einer Behinderung erkaufen. Viele Männer mögen hohe Schuhe an den Füßen ihrer Partnerin, sie würden es aber weit von sich weisen, würde man von ihnen die gleiche Mode erwarten. Für sie selbst spielt die Schuhmode keine so große Rolle, sie tragen meistens weitere Schuhe, die dem Fuß und den Zehen mehr Platz lassen. Unbewußt beugen sie der Entstehung des Spreizfußes vor. Ich habe die Beobachtung gemacht, daß auf fünf Frauen höchstens ein Mann mit durchgetretenen Füßen in die Praxis kommt.

Die Behandlung des Spreizfußes

Die Behandlung des Spreizfußes ist im Frühstadium einfach. Ich bespreche mit der Patientin die Ursache ihrer durchgetretenen Füße und empfehle, weite und relativ flache Schuhe zu tragen. Ein leichter Absatz ist erlaubt. Dagegen darf der Schuh weder spitz sein, noch darf er einengen und muß den Zehen sowohl nach oben als auch nach vorne ausreichend Spiel lassen! Sie können sich selbst einen Eindruck davon verschaffen, ob Ihr Schuh ausreichend breit ist: Stellen Sie sich auf ein Blatt Papier und umfahren Sie Ihren Fuß mit einem Bleistift. Sie erhalten eine Umrißzeichnung. Nun nehmen Sie Ihre Schuhe, setzen Sie auf den Fuß und malen in einer anderen Farbe die Außenmaße Ihres Fußes auf den Abdruck (Abb. 8). Entspricht der Schuh dem Fuß, so ist er ausreichend weit und damit fußgerecht. Ist der Schuh jedoch enger, vielleicht sogar einen halben Zentimeter, einen Zentimeter oder zwei Zentimeter, ich habe das häufig in der Praxis feststellen können, so ist Ihr Schuh zu eng. Sie sollten ihn ausrangieren. Sind Sie nicht traurig, wenn Sie beim Schuhkauf für die zu engen Schuhe »Geld zum Fenster hinausgeworfen« haben, das weitere Tragen dieser engen Schuhe würde Sie unvergleichlich mehr kosten. In dem Kapitel über Schuhe finden Sie einige weitere Hinweise (s. S. 113).

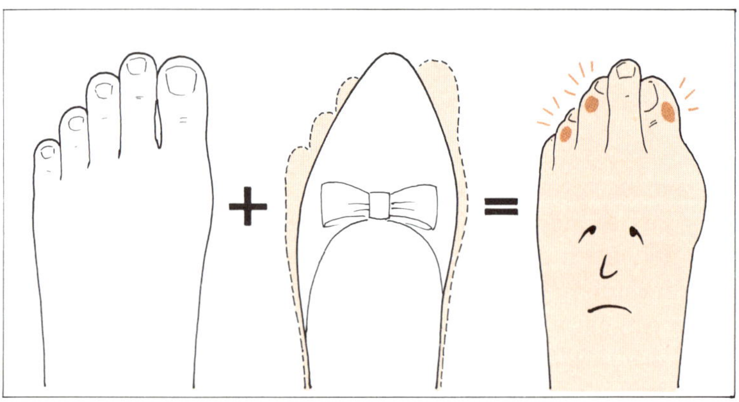

Abb. 8 Ein zu enger Schuh führt zu Schmerzen, Hühneraugen, durchgetretenen Füßen und einer Verformung der Großzehe.

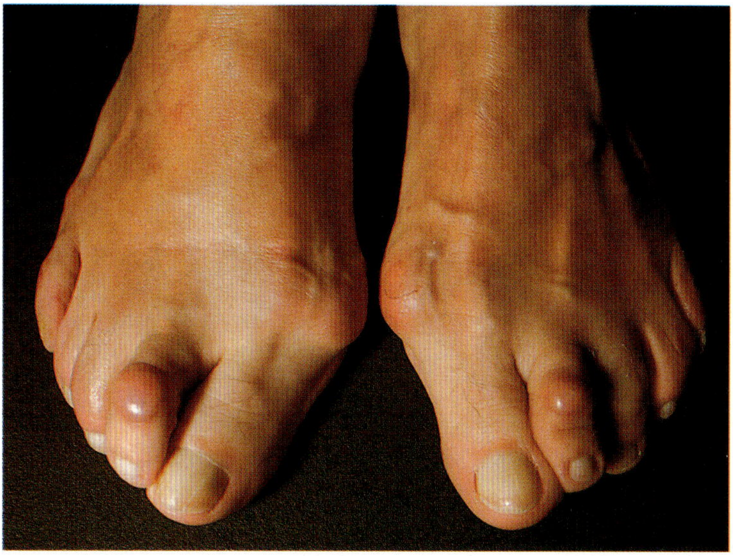

Abb. 1 »Das größte Problem sind meine Füße« (s. Seite 9). Die Patientin wird von drei Übeln geplagt:

1. durchgetretene Füße (Spreizfüße)
2. X-Zehen
3. Hammerzehen

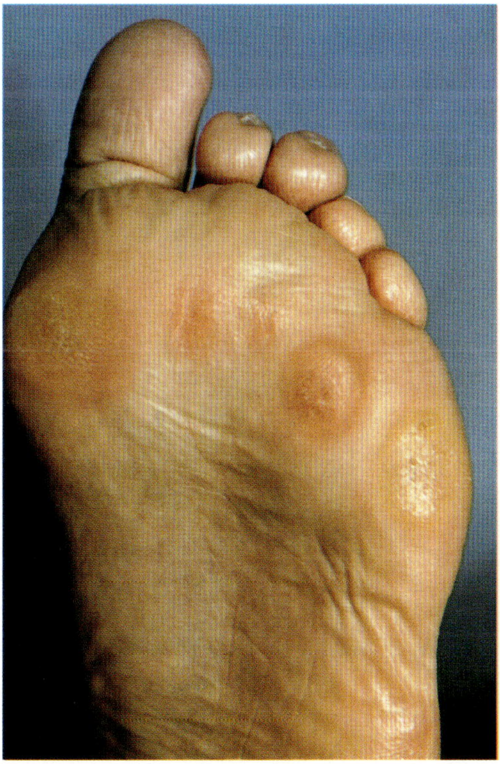

Abb. 7 Beim Spreizfuß sind die Köpfchen der Mittelfußknochen »durchgetreten«. Die Patienten klagen über schmerzhafte Schwielen (s. Seite 30).

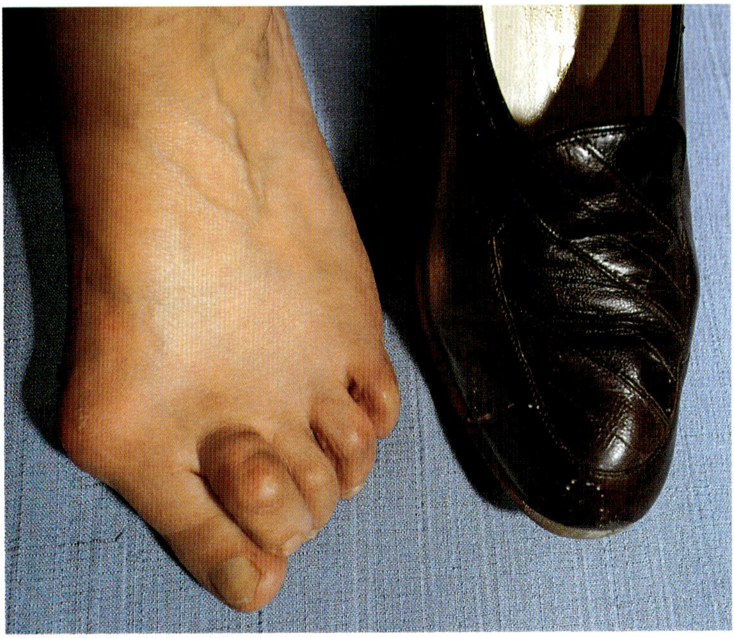

Abb. 10 X-Zehe (Hallux valgus) mit schmerzhaften Ballen; daneben ein viel zu schmaler Schuh (s. Seite 37).

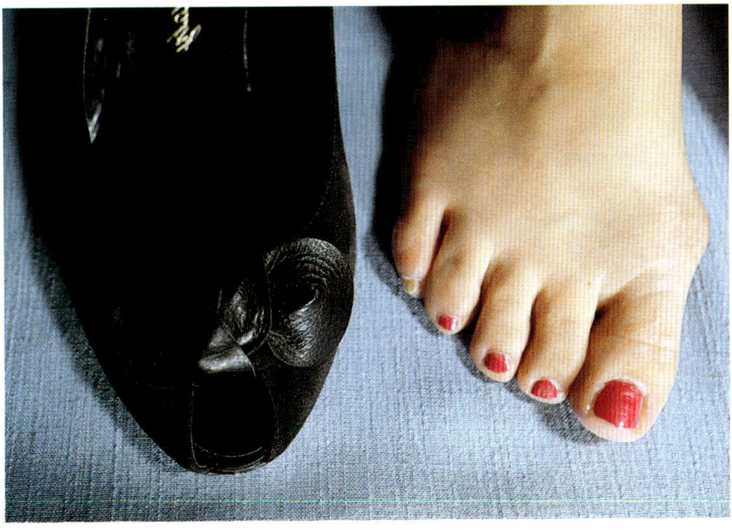

Abb. 11 Der kräftige Fuß mit dem prominenten Großzehengrundgelenk ist gesund. Trotzdem hat die Patientin Schmerzen, da sie ihren Fuß in einen zu engen Schuh gezwängt hat (s. Seite 116).

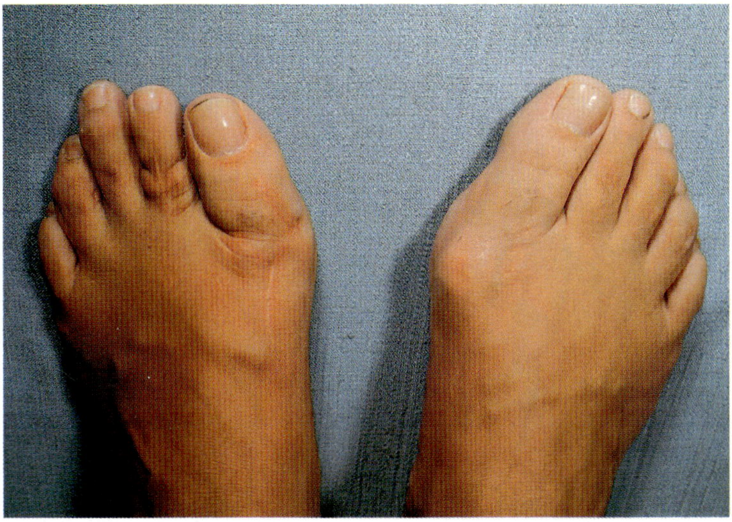

Abb. 14 Die Operation des Hallux valgus kann zu einer Verkürzung der Zehe und einem ungünstigen kosmetischen Ergebnis führen:
links: 1. u. 2. Zehe operiert rechts: Zustand ohne Operation
(s. Seite 42 u. S.123).

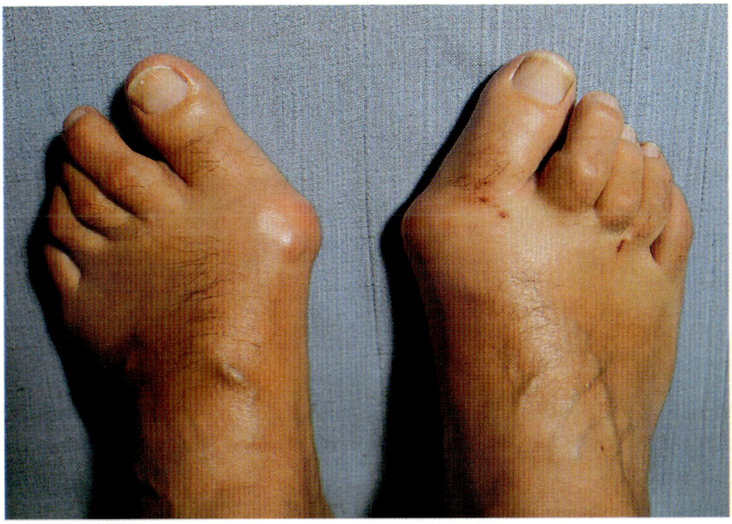

Abb. 18 Ausgeprägte Entzündung sämtlicher Zehengelenke bei rheumatoider Arthritis
(s. Seite 53).

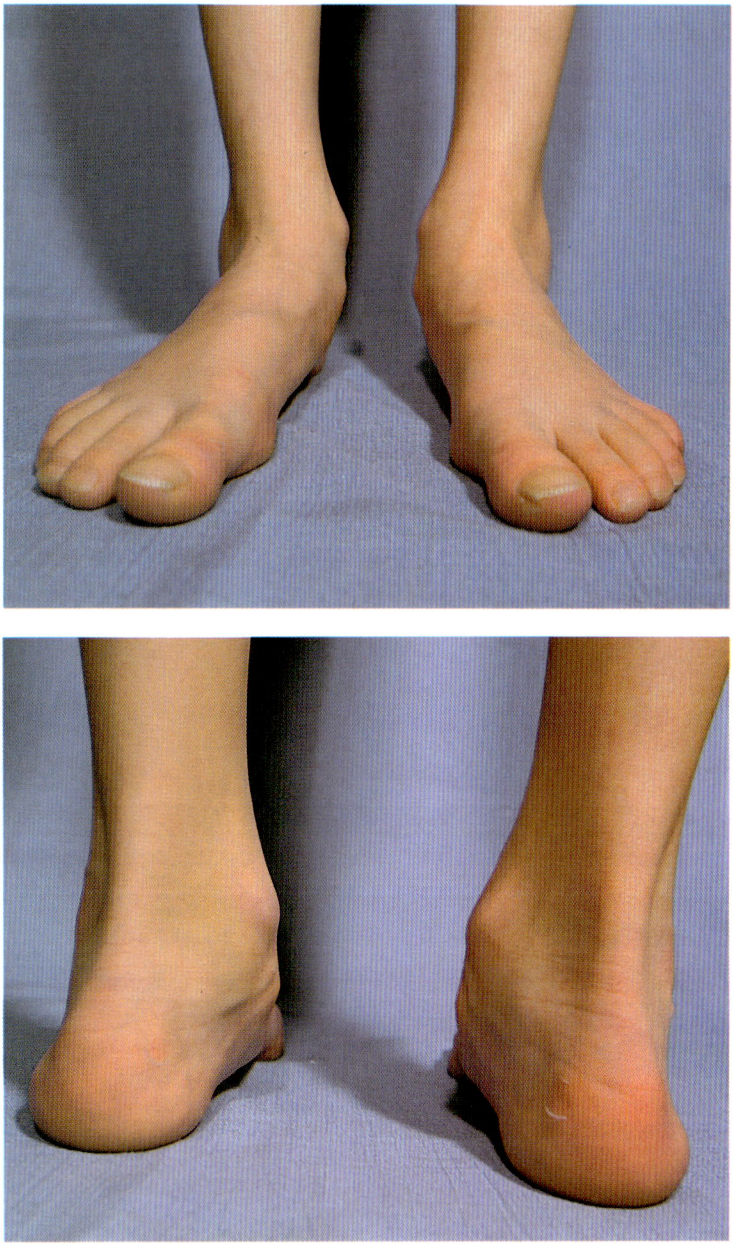

Abb. 19 a + b Der Knick-Senkfuß ist eine häufige Fehlform. Meistens läßt sich durch eine Einlage die volle Leistungsfähigkeit wiederherstellen (s. Seite 55).

Sind Ihre Schuhe zu eng, dann sollten Sie versuchen, einen paßgerechten Schuh zu kaufen. Das ist nicht immer einfach und viele Patienten in meiner Praxis klagen darüber, daß sie kaum Schuhe bekommen können. Es kann sein, daß Sie durch einige Geschäfte gehen müssen, ehe Sie ein fußgerechtes Modell finden und daß der passende Schuh Ihre ästhetischen Ansprüche nicht völlig befriedigt. Sie sollten aber Ihrer Gesundheit zuliebe auf den letzten Modeschrei verzichten, sofern Sie damit Ihren Fuß einengen würden. Scheuen Sie sich auch nicht, in Schuhen zu laufen, die nach Ansicht Ihrer Bekannten oder Kollegen »alte Oma-Schuhe« sind und lassen Sie sich nicht von der Konvention davon abhalten, weiterhin bequeme Schuhe zu tragen. Nicht selten berichten mir Patientinnen, die in Banken arbeiten: »Ich kann aber doch nicht in solchen Schuhen (Gesundheitssandalen) den ganzen Tag laufen, mein Chef will, daß ich einen schicken Schuh zum Kleid anziehe.«

In Ihrem Arbeitsvertrag finden Sie keinen Paragraphen, in dem festgelegt ist, daß Sie kranke Füße für das Wohl der Firma eintauschen müssen! Ein bißchen Selbstbewußtsein kann niemals schaden. Vielleicht machen Sie in Ihrer Firma den Anfang. Sie werden sehen, daß die Mitarbeiterinnen sich eher nach Ihnen, als nach den Kolleginnen richten, die im Laufe des Tages wegen schmerzender Füße zwei- oder dreimal ihre modischen Schuhe wechseln müssen.

Nicht immer reicht nur die Vermeidung von einengendem Schuhwerk. Ist die Sohle stark durchgetreten und nicht mehr elastisch, so können auch dadurch Beschwerden entstehen. Sie sollten Schuhe, die im mittleren Vorfuß abgelaufen sind, auswechseln. Günstig wirkt sich eine kleine Einlage, die im Schuh kaum aufträgt, aus. Durch sie wird das Fußlängsgewölbe an der Innenseite unterstützt und die Mittelfußknochen durch eine Erhöhung, die Pelotte (Abb. 9), angehoben. Diese Pelotte darf nicht unter der schmerzenden Stelle, sondern muß in Richtung des Mittelfußes zu liegen kommen. Die Erhöhung entlastet die schmerzenden Mittelfußköpfchen.

Ein sehr einfaches und wirkungsvolles Mittel ist die Anbringung einer sogenannten Schmetterlingsrolle unter dem Vorfuß. Hierbei bringt der Orthopädie-Schuhmacher unter der Sohle des Vor- und Mittelfußes eine Auflage an, die den schmerzenden Bereich frei läßt. Gleichzeitig wird eine Wölbung eingearbeitet, die den Abrollvorgang

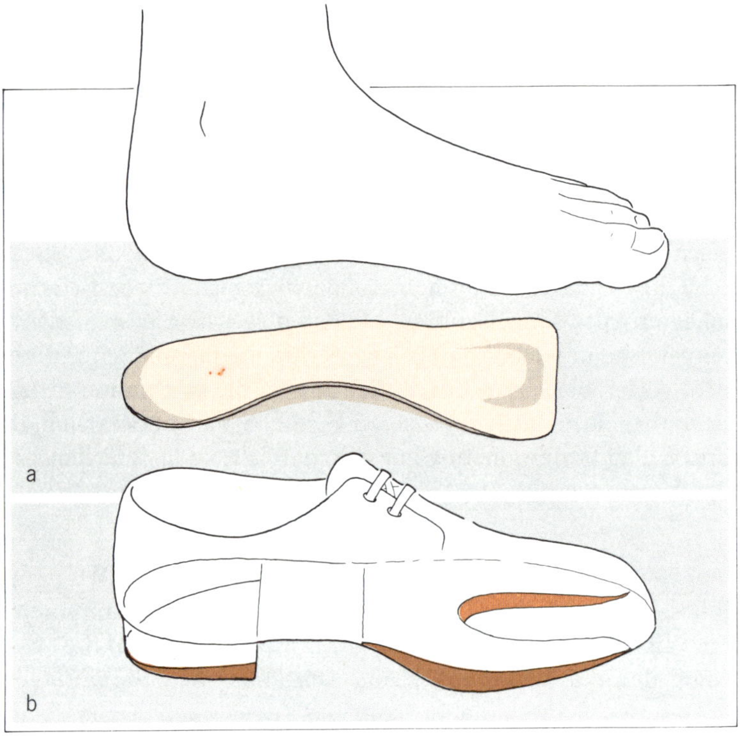

Abb. 9 a) Die Einlage hebt das Längsgewölbe und entlastet mit der Pelotte die durchgetretenen Mittelfußköpfchen.
b) Die Schmetterlingsrolle erleichtert das Abrollen und nimmt Druck von den Mittelfußköpfchen.

erleichtert (Abb. 9). Durch eine Schmetterlingsrolle werden die sonst weniger belasteten inneren und äußeren Teile des Fußes stärker beansprucht.

Wenn Sie abends zur Ruhe kommen, dann nehmen Sie sich etwas Zeit für die Pflege Ihrer Füße. Bereiten Sie sich ein warmes Fußbad, in das Sie einen Eßlöffel Salz geschüttet haben. Baden Sie ca. zehn Minuten, frottieren Sie die Füße, massieren Sie sie mit beiden Händen zwischen Daumen und Zeigefinger und bewegen Sie auch die Zehen dabei (s. S. 137).

Leichte Formen des durchgetretenen Fußes und Spreizfußes normalisieren sich durch die Behandlung mit der Zeit von selbst. Ist es bereits zu einer stärkeren Veränderung gekommen, so werden sich Ihre

Beschwerden soweit lindern lassen, daß Sie in der Lage sind, auch längere Strecken beschwerdefrei zu laufen. Scheuen Sie sich nicht, dafür die Hilfe Ihres Hausarztes oder Orthopäden in Anspruch zu nehmen.

Die Entzündung des Großzehenballens

Die große Zehe und der innere, erste Mittelfußknochen spielt für die Statik des Fußes eine wesentliche Rolle. Das Grundgelenk der Zehe ist besonders stark ausgeprägt. Sowohl die große Zehe als auch der erste Mittelfußknochen sind viel größer als die anderen Zehen. Sie können das leicht erkennen, wenn Sie Ihren Fuß betrachten, der Ballen springt auch beim gesunden Fuß immer etwas vor. Besonders häufig treten Beschwerden an der Innenseite des Großzehenballens auf. Äußerlich sichtbare Zeichen sind eine Rötung und Schwellung. Jeder Schuh wird als stark einengend und schmerzend empfunden. Nicht selten ist der Ballen stark erhitzt, manchmal tritt sogar eine wäßrige Flüssigkeit aus. Die Entzündung des Ballens kann mit einem Spreizfuß und mit einer sogenannten X-Zehe verbunden sein, auf die ich weiter unten eingehe.

Was ist die Ursache dieser Entzündung?

Der geschlossene Schuh umschließt den Fuß als Ganzes. Die Mehrzahl der Schuhe nimmt auf die Verbreiterung des Großzehengrundgelenkes keine Rücksicht. Im Gegenteil, sie sind vielfach zu eng geschnitten und laufen von Höhe des Großzehenballens bis zum Ende der Großzehe mehr oder weniger spitz zu. Manchmal rufen auch die Nähte Druckstellen an Ballen oder Zehen hervor. Bei jedem Schritt, mit dem der Fuß abgerollt wird, reibt die innere Seite des Großzehengrundgelenkes am Schuh. Damit sich die Haut nicht auf dem Knochen wundscheuert, hat die Natur vorgesorgt und einen kleinen Schleimbeutel zwischen Haut und Knochen angelegt. Dieser Schleimbeutel läßt die Bewegung zwischen Haut und Knochen zu und verhindert so eine Verletzung der Haut. Wird er zu sehr gedrückt und gerieben, so entzündet sich der Schleimbeutel, Flüssigkeit lagert sich ein, es entsteht eine Rötung und Überwärmung.

Die Behandlung der Entzündung des Großzehenballens

Zuerst muß die auslösende Ursache ausgeschaltet werden. Schuhe, die den Fuß in irgendeiner Weise beengen, dürfen nicht mehr getragen werden! Sie sollten insbesondere auf die Breite achten. Der Schuh darf nicht schmäler als der Fuß sein. Haben Sie ein sehr kräftiges Zehengrundgelenk, dann können Sie den Schuh beim Schuster an dieser Stelle weiten lassen. Es empfiehlt sich, entweder solange alte ausgelatschte Schuhe zu tragen, bis die Entzündung abgeklungen ist, oder aber, das wird vor allem in der warmen Jahreszeit der Fall sein, auf feste Schuhe ganz zu verzichten und Sandalen zu benutzen. Hierzu eignen sich die unterschiedlichen Formen von Gesundheitssandalen (z.B. Birkenstock, Berkemann), bei denen ein Druck auf den Ballen vermieden wird. Am besten sind offene Schuhe, die einen Steg zwischen der ersten und zweiten Zehe haben und manchmal als römische oder griechische Sandalen bezeichnet werden. Sie entlasten den Großzehenballen komplett und üben gleichzeitig eine günstige korrigierende Wirkung gegen die Abweichung der großen Zehe aus (Hallux valgus, X-Zehe). Ich finde diese Sandalen sehr ästhetisch, sie machen einen schönen Fuß.

Unterstützend können kalte Umschläge mit Eiswasser oder Alkohol-Wasser-Lösung (70%iger Isopropylalkohol mit zwei Teilen Wasser verdünnt) empfohlen werden. Eine Stunde die Beine hochgelegt und Umschläge gemacht, kann Wunder wirken. Am einfachsten ist es, wenn Sie ein kleines Küchenhandtuch oder einen Waschlappen mit der kalten Flüssigkeit tränken und sie ohne weitere Abdeckung auf den schmerzenden Vorfuß auflegen. Nur wenn trotz konsequenter Behandlung nach einigen Tagen keinerlei Linderung eintritt, kann, sofern es nicht zu einer bakteriellen Entzündung gekommen ist, eine Infiltration mit einigen Milligramm Kortison eine Besserung bringen. Die Spritze, die Ihnen Ihr Arzt verabreichen kann, sollte nicht am Anfang der Behandlung stehen, denn die Gefahr ist groß, daß gleich danach wieder enge Schuhe angezogen werden und bei mehrfacher Anwendung des Präparates Schäden eintreten.

Nur bei einer sehr stark ausgeprägten und über viele Monate jeder Behandlung wiederstehenden Entzündung des Großzehenballens wird ein operativer Eingriff in Frage kommen. Der Orthopäde oder der

Chirurg wird den Schleimbeutel entfernen und den darunterliegenden Knochen etwas verkleinern oder glätten. Danach muß der Fuß ca. vier Wochen geschont werden. Die Heilungsaussichten sind bei konservativer und operativer Behandlung günstig. Die Entzündung des Großzehenballens läßt sich immer vollständig ausheilen.

Die X-Fehlstellung der Großzehe (Hallux valgus)

Die Verbiegung der Großzehe nach außen, bei der sich die Zehenglieder in Richtung der zweiten Zehe verschieben und der Ballen nach innen hervortritt, ist eine sehr unangenehme, zum Teil schmerzhafte und zugleich häufige Veränderung (Abb. 10, Farbtafel 1 nach S. 32). Wiederum sind vor allem Frauen betroffen, die auch aus kosmetischen Gründen leiden. Die Verschiebung der Großzehe macht im frühen Stadium keine wesentlichen Beschwerden. Diese entstehen zunehmend durch den begleitenden Spreizfuß und die Entzündung des Großzehenballens. Hierbei finden sich Druckstellen sowie eine Rötung und Schleimbeutelentzündung an der Innenseite des Ballens. Begleitet wird die Veränderung durch eine Schwielenbildung unter der Mitte des Vorfußes. Von der Häufigkeit dieser Fehlstellung können wir uns leicht ein Bild im Schwimmbad machen, wenn wir die Füße anderer Besucher betrachten.

Warum ist der *Hallux valgus* so häufig?

Kein Mensch kommt mit einer X-förmigen Mißbildung der Großzehe auf die Welt. Die große Zehe steht schön gerade, und auch die anderen Zehen weisen keine Fehlstellungen auf. Das würde auch so bleiben, wenn unserer Kultur und die klimatischen Verhältnisse uns das dauernde Barfußlaufen erlauben würden. Unsere Schuhe schränken zwangsläufig das Spiel der Zehen ein. Solange trotzdem eine gewisse Restbeweglichkeit bleibt, ist dadurch kein Schaden zu erwarten. In der Entwicklung des Fußes gibt es zwei kritische Phasen: die erste liegt im Kindesalter. Wer selbst Kinder hat, weiß wie schwierig es ist, geeignete Schuhe für die Kinder zu finden, die passen und auch bezahlbar sind. Die Kinder haben besondere Vorstellungen, denen man, sofern sie sich auf die Farbe beziehen (leuchtend gelb, grün, rot usw.) ruhig nachgeben sollte. In der Form darf man keine Kompromisse machen. Die Schuhe müssen den Zehen nach vorne ca. 1,5 cm Platz lassen. Sie dürfen auch in der Breite und Höhe nicht einengen. Bisweilen bemerkt man nicht, daß die Kinder aus den Schuhen herauswachsen. Mir selbst ist es schon so ergangen, daß ich einem meiner Kinder im März Schuhe kaufte, die im Juni schon nicht mehr paßten. Die Kinder tragen ihre alten Schuhe gern, man kommt gar nicht auf den Gedanken, daß die Schuhe zu klein sein könnten. Erst nach einiger Zeit sieht man, daß die Kinder Druckstellen an den Zehen haben. Das ist, sofern es eine Ausnahme bleibt und wenn neue Schuhe angeschafft werden, nicht weiter problematisch.

Nicht als krankhaft deuten dürfen Sie die sehr kräftige Entwicklung der Großzehe und des Großzehengrundgelenkes. Der Ballen darf ruhig etwas hervorschauen. Er ist Kennzeichen eines gesunden und kräftigen Fußes (Abb. 11, Farbtafel 1 nach S. 32).

Die zweite kritische Phase, während der häufig gute Vorsätze für eine gesunde Entwicklung der Füße scheitern, ist die Jugend und das junge bis mittlere Erwachsenenalter. Wir alle möchten schön aussehen, und häufig ist die Mode ja wirklich schick und entspricht unserem Geschmack. In den letzten Jahrzehnten hat sich eine sehr positive Wandlung der Kleidung vollzogen, der »Vatermörder« wurde abgeschafft, Korsettstangen und Mieder findet man höchstens noch in orthopädischen Fachgeschäften, die Mode hat derartige altertümliche Relikte völlig verlassen. Hals, Brust und Rücken können sich frei entfalten und werden durch die Kleidung nicht mehr eingeengt. Ganz anders unsere Schuhe. Hier liegt ein falsches Modeideal vor, das vor allem den Frauen zu schaffen macht. Spitze Schuhe drängen die große Zehe nach außen und die kleine Zehe nach innen. Während die kleinste unserer Zehen diesem Druck meistens ganz gut standhält, weicht die große Zehe im Laufe der Jahre immer weiter nach außen ab. Im Kapitel über den Spreizfuß wurde bereits auf die Höhe des Absatzes hingewiesen. Hoher Absatz und zu enge Schuhe bewirken bei jedem gesunden Fuß eine Fehlbelastung, die nur sehr schwer zu korrigieren ist. Doch auch hier gilt »Umkehr ist nie zu spät«, und selbst Menschen, die eine sehr starke Verformung der Zehe haben, können durch eine geeignete Behandlung noch eine Linderung erfahren.

Die Behandlung der X-Fehlstellung der Großzehe

Die Behandlung der X-Zehe kann je nach ihrer Ausprägung verschieden sein. Wie Sie bereits weiter oben gelesen haben, ist die Grundvoraussetzung für eine Besserung weites Schuhwerk, das den Fuß weder am Ballen noch an der Großzehe einengt!

Bei leichten Formen des Hallux valgus sollten Sie abends ein Fußbad nehmen und danach Übungen machen, die gegen eine weitere Verschlechterung wirken (s. S. 146). Sinnvoll sind auch kleine Hilfen, die die Zehe erfahrungsgemäß in eine gerade Position bringen. Zu erwähnen sind hier Schaumstoffpolster, die Sie zwischen der ersten und zweiten Zehe einsetzen können. Sie sind preiswert und lassen sich einfach handhaben. Etwas aufwendiger, aber trotzdem empfehlenswert, ist die Nachtschiene, bei der die Großzehe wie ein »wachsender Baum« gezügelt wird (Abb. 12).

Da die Zehenveränderung meistens mit einem Spreizfuß einhergeht, sollte überlegt werden, inwieweit eine Einlage und eine kleine Sohlenveränderung, die Anbringung von »Schmetterlingsrollen« (s. S. 34) angezeigt ist. Hat sich der Ballen nach innen hervorgearbeitet und sind die Schuhe ansonsten ausreichend breit, so können Sie Ihre neuen Schuhe in Höhe des Ballens weiten lassen.

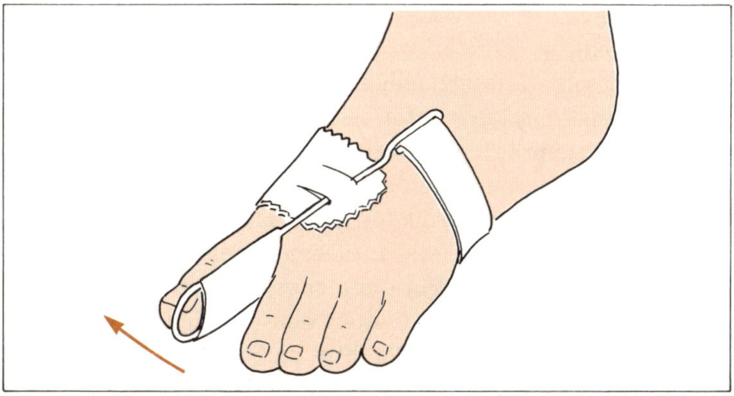

Abb. 12 Hallux valgus Nachtbandage.

Nicht immer läßt sich mit diesen einfachen Maßnahmen eine deutliche Funktionsverbesserung und Begradigung erreichen.

Es gibt chirurgische Verfahren, die zur Behandlung der Zehenfehlstellung angezeigt sein können. Ich möchte zwei erwähnen: Bei jüngeren Erwachsenen und bei Jugendlichen besteht die Möglichkeit, den Vorfuß durch einen operativen Eingriff zu verschmälern und die Großzehe dabei zu begradigen (Abb. 13c und d). Hierzu wird das Köpfchen des ersten Mittelfußknochens an seinem Hals durchtrennt und nach unten und außen gesetzt. Rechtzeitig durchgeführt, korrigiert sich damit bis zu einem gewissen Grad auch die Fehlstellung der Großzehe. Da der Knochen vor einer neuen Belastung erst komplett verheilen muß, darf der Fuß ca. acht bis zwölf Wochen nicht mit dem ganzen Körpergewicht belastet werden. Die Benutzung von Gehstützen ist notwendig. In der Regel wird ein solcher Eingriff nur stationär durchgeführt werden, je nach Krankenhaus muß mit drei bis vierzehn Tagen Aufenthalt gerechnet werden (*Osteotomie nach* HOHMANN). Die Ergebnisse dieses Eingriffes sind sowohl in kosmetischer als auch funktioneller Hinsicht sehr gut.

Insbesondere bei älteren Menschen wird ein anderer Eingriff, die BRANDESsche Operation, angewandt (Abb. 13a und b). Hierbei werden die Hälfte bis zwei Drittel des Grundgliedes der Zehe operativ entfernt. Zwischen dem Rest des Großzehengrundgliedes und dem ersten Mittelfußknochen werden Weichteile aus der Umgebung eingebracht. Zusätzlich lassen sich an den Sehnen kleinere Korrekturen vornehmen. Findet sich am Ballen der Großzehe ein stärkerer Knochenauswuchs, so wird dieser mitentfernt. Die Ergebnisse dieses Eingriffes sind sehr unterschiedlich zu bewerten. Ich halte ihn bei Menschen für angezeigt, die unter sehr starken Fußschmerzen leiden und wegen des ausgeprägten Spreizfußes und der Zehenfehlstellung keinerlei Schuhe mehr kaufen können. Alle anderen konservativen Behandlungen müssen vorher erfolglos geblieben sein. Darüber hinaus empfehle ich diesen Eingriff erst im fortgeschrittenen Lebensalter. Unter diesen einschränkenden Voraussetzungen kann eine gelungene BRANDESsche Operation dem Patienten eine erhebliche Verbesserung der Lebensqualität bescheren. Der Fuß paßt wieder in einen Schuh, das Laufen geht flüssiger, die Beweglichkeit der Zehe verbessert sich. Gerne wird ein Patient den kosmetischen Nachteil dieses Eingriffes, der

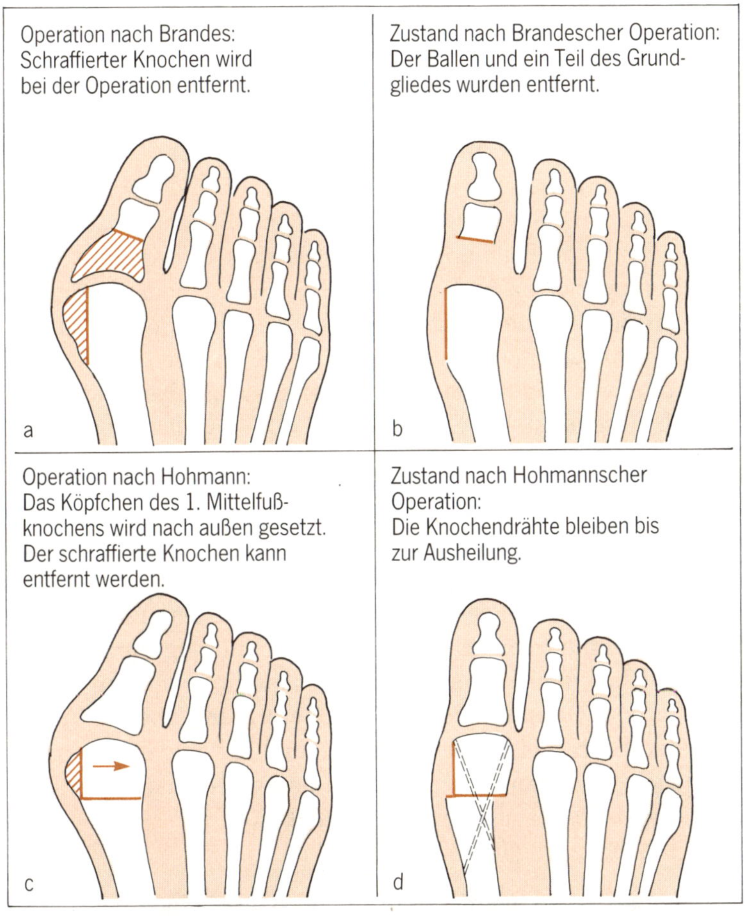

Abb. 13 Die operative Behandlung des Hallux valgus.
a + b: Operation nach Brandes
c + d: Operation nach Hohmann

mit einer deutlichen Verkürzung der Großzehe einhergeht, in Kauf nehmen.

Ganz anders ist das Operationsverfahren bei jungen Menschen zu beurteilen. Zu mir kamen mehrere Patientinnen weinend nach einem solchen Eingriff in die Praxis. Sie waren tief unglücklich, weil die Zehe durch den Eingriff einen Zentimeter verkürzt wurde und die

Fehlposition blieb. Darüber hinaus kam es zu einer Hochstellung der Zehe und einer Einsteifung des Gelenkes. Leider sind die Mißerfolge insbesondere bei jüngeren Patientinnen häufiger als die guten Ergebnisse, so daß ich in jüngerem Alter dringend von einem derartigen Eingriff abrate (Abb. 14, Farbtafel 1 nach S. 32). Sie sollten mit Ihrem behandelnden Arzt bzw. dem Operateur über die Vor- und Nachteile des jeweiligen Eingriffes sprechen. Eine Zehenoperation ist für Sie langfristig keine Kleinigkeit, denn Sie müssen den Rest Ihres Lebens auf Ihren operierten Füßen laufen. Es wäre schade, wenn Sie sich nicht mehr trauen würden, ohne Schuhe ins Schwimmbad zu gehen oder Sandalen anzuziehen. Haben Sie Zweifel an der Notwendigkeit einer Operation, so fragen Sie einen zweiten Arzt. Kein Chirurg wird es Ihnen übelnehmen. Die Entscheidung für eine Operation muß »reifen«.

Erwähnt werden soll noch ein kleiner Eingriff, der mir bei leichteren Formen der Zehenfehlstellung möglich erscheint, obwohl er nicht unumstritten ist. Hat sich der Ballen durch die Zehenfehlstellung immer wieder entzündet und ist es als Reaktion auf diese Entzündung zu einer Knochenanlagerung am Köpfchen des ersten Mittelfußknochens gekommen, so läßt sich diese Knochenanlagerung und ein kleiner Teil des Köpfchens entfernen. Die Fehlstellung der Zehe wird dadurch objektiv nicht beeinflußt, der Fuß erscheint aber hinterher etwas schmäler. Sinnvoll ist eine solche Behandlung, und darauf soll nochmals hingewiesen werden, nur in leichten Fällen. Nach der Operation sollten konsequent Nachtschienen und Platzhalter zwischen der ersten und zweiten Zehe getragen werden.

Sie haben beim Lesen die Vor- und Nachteile der einzelnen Behandlungsverfahren kennengelernt. Eine wirklich befriedigende Therapie des Hallux valgus existiert nicht. Aus diesem Grunde kommt der Vorbeugung der Zehenfehlstellung ein besonderes Gewicht zu. Gehören Sie zu denjenigen Patienten, bei denen sich die Fehlstellung nicht korrigieren läßt und von einem operativen Eingriff abgeraten werden muß, so sollten Sie darüber nicht allzu traurig sein. Wichtiger als das Aussehen des Fußes ist die Funktion. Sie läßt sich durch Gymnastik und orthopädietechnische Hilfen soweit wiederherstellen, daß Ihre Lebensqualität darunter nicht wesentlich leiden muß.

Die versteifte Großzehe – die Arthrose des Großzehengrundgelenkes

Finden sich an den Zehen zwei bis fünf nur selten echte Verschleißerscheinungen, so wird das Großzehengrundgelenk relativ häufig von einer Arthrose betroffen. Der Begriff »Arthrose« bezeichnet die mechanische Gelenkabnutzung. Der Knorpel wird im Laufe der Jahrzehnte dünner, die Gelenkflächen sind nicht mehr glatt, sie haben sich aufgerauht. An ihren Rändern bilden sich kleine knöcherne Anbauten. Da das Großzehengrundgelenk ein Kugelgelenk ist, das in gesundem Zustand eine gute Beweglichkeit zuläßt, schränken diese knöchernen Anbauten die Mobilität immer mehr ein (Abb. 15). Sie können sich das selbst verdeutlichen: Stellen Sie sich hin und gehen Sie ganz langsam. Bei jedem Schritt überstrecken Sie Ihre Großzehe, der Fuß »rollt ab«. Die Bewegung des Vorfußes läßt sich mit dem Abrollen eines Tintenlöschers vergleichen. Versuchen Sie nun die Großzehe steif zu halten. Da Sie nicht mehr abrollen können, müssen Sie über den äußeren Fußrand laufen und heben den Fuß als Ganzes ab. Da kein Mensch in der Lage

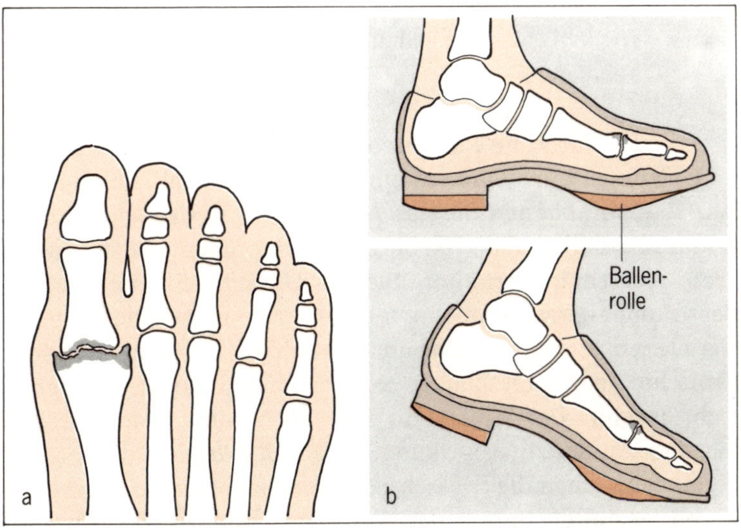

Abb. 15 a) Die Arthrose des Großzehengelenks führt zur Einsteifung der Zehe.
b) Die Ballenrolle ermöglicht auch bei versteifter Zehe den Abrollvorgang.

ist, die Zehe die ganze Zeit bewußt steif zu halten, wirken bei der Arthrose kleine Bewegungen durch den Abrollvorgang auf die rauhen Gelenkflächen ein. Im Laufe des Tages kommt es zu schmerzhaften Reizerscheinungen des Fußes, die natürlich abhängig von der Intensität der Belastung sind. Da weniger die Arthrose und mehr die Einschränkung der Beweglichkeit im Vordergrund steht, wird diese Veränderung als *Großzehenversteifung* oder in der Fachsprache als *Hallux rigidus* bezeichnet.

Im Gegensatz zu vielen anderen Fußveränderungen sind von der Großzehenversteifung vor allem Männer betroffen. Ein wesentlicher Grund dürfte hier im Sport zu suchen sein. Jungen spielen gerne Fußball und aktive Sportler treten den Ball viele tausend Mal. Auch wenn die Fußballschuhe die Zehe durch ihre Konstruktion schützen, sind kleinere Verletzungen, die den Knorpel schädigen, unvermeidlich. Der Knorpel verschleißt, seine Dicke nimmt im Laufe der Zeit ab. Darüber hinaus sind Brüche des Grundgliedes der Großzehe, deren Ausläufer sich bis in den Knorpel verfolgen lassen, nicht selten. Auch sie begünstigen die Arthrose.

Wie läßt sich die Einsteifung des Großzehengrundgelenks behandeln?

Ich verordne Patienten, die mit einer leichten Einschränkung im Gelenk zu mir kommen, eine aktive Eigenbehandlung. Mit speziellen Übungen können Sie das Ausmaß der Beweglichkeit deutlich verbessern und allein dadurch bereits wieder beschwerdefrei werden. Konkrete Vorschläge erhalten Sie im Übungsteil. Tritt dadurch keine Besserung ein, so kann Ihnen ein kleiner orthopädietechnischer Trick das Gehen erleichtern. Wenn Sie sich holländische Holzschuhe oder dänische Clogs vorstellen, so kann der Fuß die Holzsohle beim Abrollen nicht biegen. Der Fuß steht fest im Schuh. Trotzdem können Sie harmonisch und flüssig laufen. Die Handwerker, die die Holzschuhe herstellen, haben die Sohle wie den bereits oben beschriebenen Tintenlöscher gestaltet. Bereits das Anbringen einer kleinen Rundung an der Sohle eines normalen Schuhes, eine sogenannte Ballenrolle, bewirkt das gleiche (Abb. 15). Sie können den Fuß über den Schuh abrollen, ohne die Zehe stärker zu bewegen. Ist die Zehe völlig versteift, so läßt sich noch eine kleine Aushöhlung unter der Großzehe im Schuh anbringen, so daß die Zehe beim Abrollen Platz hat und ein Druck sicher vermieden wird. Manchmal nützt eine spezielle Einlage.

Versagen alle Hilfsmittel, so bleibt die Möglichkeit eines operativen Eingriffes. Der orthopädische Chirurg entfernt einen Teil der Basis des Grundgliedes und glättet das Köpfchen des Mittelfußknochens. Zwischen Zehe und Mittelfußköpfchen werden Weichteile eingebracht, dadurch wird das Gelenk wieder »modelliert«. Obwohl keine künstlichen Materialien eingebracht werden, ist die Beweglichkeit nach der Operation wieder befriedigend. Die Zehe wird durch diesen Eingriff etwas kürzer. Manche Kliniken ersetzen das arthrotische Gelenk durch ein Kunstgelenk. Aus meiner Erfahrung würde ich von einem solchen Eingriff abraten, da die oben beschriebene gelenkmodellierende Operation in aller Regel eine gute Funktion erreicht.

Hammerzehen – Krallenzehen

Hammer- und Krallenzehen können zu sehr unangenehmen Beschwerden führen. Die Namen beschreiben die Formveränderungen der Zehen sehr plastisch. Betroffen sein können die Zehen zwei bis fünf. Die Zehen bestehen aus drei Gliedern, den Grund-, Mittel- und Endgliedern. Das End-, teilweise auch das Mittelglied, ist krallenförmig gebogen (Abb. 16, S. 46). Sie können diese Formveränderung hervorrufen, indem Sie Ihre Zehen einkrallen. Dabei verkürzen sich die Zehen, die Grund- und Mittelglieder wandern nach oben, die Endglieder bekommen einen stärkeren Bodenkontakt. Der Unterschied zwischen Hammer- und Krallenzehe liegt vor allem im Ausmaß der Fehlstellung.

Besteht die Zehenveränderung über längere Zeit, so bewegt sich das Grundglied der Zehe aus der gestreckten Position heraus und reitet auf den Mittelfußköpfchen. Da die Zehe durch die Verschiebung nach oben wandert und höher als der Rest des Vorfußes steht, scheuert und drückt das Mittel- und Endglied am Leder des Schuhes. Druckstellen oder Hühneraugen werden unvermeidlich. Eine zweite Druckstelle entsteht an der Kuppe der Zehe, die nun bei jedem Schritt oder auch schon im Stand mit großer Kraft gegen den Boden gedrückt wird.

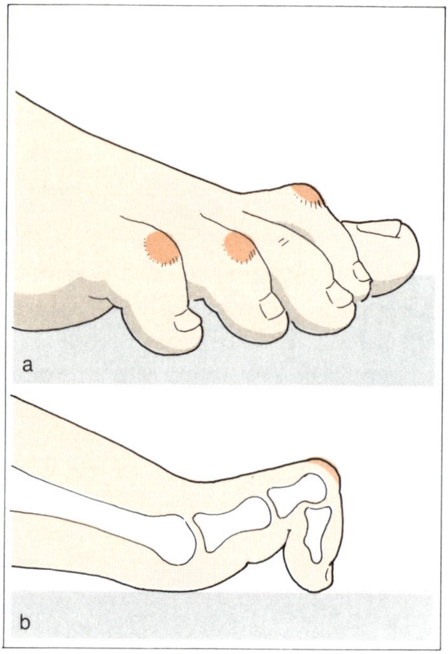

Abb. 16 a) Hammerzehe.
b) Schema.

Anfänglich rötet sich die Zehenbeere nur, mit der Zeit entsteht hier Hornhaut, manchmal auch eine Entzündung. Die Hammer- und Krallenzehe verstärkt sich bei jedem Schritt. Die Zehe wandert nach oben, Köpfchen und Grundglied bekommen Druck, die Fehlstellung im Grundglied nimmt zu. Das Gehen kann durch diese kleine Veränderung zur Qual werden. Häufig ist die Zehenfehlstellung mit einem Spreizfuß oder einer x-förmigen Fehlstellung der Großzehe verbunden.

Die Ursache der Hammer- und Krallenzehen liegt in einer Verkürzung der Sehnen und Weichteile. Meistens wird die Verkürzung durch langjähriges Tragen von zu kurzen und zu engen Schuhen hervorgerufen. Sie können sich das verdeutlichen, indem Sie Ihre Zehen von der Kuppe her mit dem Finger drücken. Die Zehe wandert in eine Hammerzehenposition. Leider wird ein großer Teil der Schuhe bei uns zu eng gekauft. Die Zehen haben beim Gehen nicht das notwendige

Spiel, um sich frei entfalten zu können. Vor den Zehen sollte noch ein ausreichender Platz sein. Selbst beim Bergab-Gehen dürfen die Zehen niemals Kontakt mit dem Leder bekommen. Wie angenehm ist es zum Beispiel bei kaltem Wetter oder nach langem Laufen, die Zehen im Schuh zu bewegen. In engen Schuhen frieren wir viel leichter. Zwängt der Schuh uns ein, so treten schon nach kurzer Zeit Beschwerden auf. Enge Schuhe beeinträchtigen die Leistungsfähigkeit des Fußes.

Die Behandlung der Hammer- und Krallenzehen

Die Behandlung der Hammer- und Krallenzehen müssen Sie zu allererst selbst übernehmen. Machen sie allabendlich ein Fußbad und eine Zehengymnastik. Ziehen sie die Zehe zwischen Daumen und Zeigefinger in die Länge und üben Sie eine Bewegung aus, die der Hammerzehenbildung entgegenwirkt. Genaue Hinweise erhalten Sie im Übungsteil. Laufen Sie zu Hause und in der warmen Jahreszeit viel barfuß. Machen Sie Greifübungen mit den Zehen. Denken Sie daran: Jeder enge Schuh verstärkt die Zehenverformung. Tragen Sie weite Schuhe. In hohen Schuhen ist die Belastung des Vorfußes und der Fußzehen erheblich stärker als in flachen Schuhen. Ziehen Sie hohe Schuhe nur in Ausnahmefällen an (Theater, besondere Festlichkeiten, gesellschaftliche Konvention, denken Sie aber an die Belastung auf Stehpartys). Spitze Schuhe sind fast immer eng, auf sie sollten Sie, soweit es irgend geht, verzichten. Hinweise zur Behandlung der Haut und eventueller Druckstellen erhalten Sie auf den Seiten 125–130.

Die Heilungsaussichten sind von der Ausprägung der Zehenfehlstellung abhängig. Leichte Hammer- oder Krallenzehen können sich vollständig zurückbilden. Hat die Fehlstellung schon Jahre oder Jahrzehnte bestanden, so läßt sich hier natürlich keine grundsätzliche Änderung mehr erreichen. Durch die eigene Behandlung, das Tragen fußgerechter, weiter Schuhe und durch kleine Hilfsmittel wie druckentlastenden Ringen, Schaumstoffhilfsmittel, die unter und über die Zehe gelegt oder geklebt werden und durch bettende und stützende Einlagen, läßt sich eine deutliche Linderung erreichen.

Hühneraugen – Druckstellen

Meine kleine Tochter fragte mich neulich, mit welchen Augen man nicht sehen könne. Ich antwortete ihr mit einer Gegenfrage: Welche Augen kann man fühlen?

Hühneraugen sind sehr schmerzhaft. Sie befinden sich meistens über den Mittelgelenken bzw. auf der höchsten Stelle der Zehe. Manchmal findet man die Hühneraugen auch zwischen den Zehen oder unter der Fußsohle bzw. den Zehenkuppen. In der Mitte sieht man eine starke Verhornung, die von einem weißlichen und teilweise rötlichen Rand umgeben wird. Das Zentrum ist sehr druckschmerzhaft. Befinden sich solche Hühneraugen an einer ungünstigen Position, so können unter Umständen keine geschlossenen Schuhe mehr getragen werden. Hühneraugen stören das Wohlbefinden ernsthaft. Die Ursache der mit dem medizinischen Begriff »Clavus« bezeichneten Verhornung ist ein zu großer, über längere Zeit anhaltender Druck, der meistens von einem Schuh ausgeübt wird. Die Haut verdickt sich an der belasteten Stelle. Hält das Scheuern und Drücken an, so versucht der Körper diesen Druck auszugleichen. Immer mehr Hautzellen verhornen, um den Körper vor Druck zu schützen. Die Ansammlung der Verhornung nimmt wiederum Raum in Anspruch, so daß das Hühnerauge nun selbst zur eigentlichen Ursache der Schmerzen wird. Wenn man die Entstehungsbedingungen kennt, ist es ganz logisch, daß Hühneraugen nur dort entstehen können, wo uns »der Schuh drückt«, oder wo ein Knochen dauernd die Haut reizt (zum Beispiel unter den Köpfchen der Mittelfußknochen beim Spreizfuß). Ein Hühnerauge über den Streckseiten der Zehen deutet immer auf zu enges Schuhwerk hin. Nicht alle Patienten sind glücklich, wenn ich ihnen sage, daß sie zu enge Schuhe anhaben. Manchmal bekomme ich zur Antwort: »Herr Doktor, das ist noch der weiteste Schuh, den ich habe, er ist doch so bequem.«

Ich male in solchen Fällen die Umrisse von Fuß und Schuh auf ein Blatt Papier und bespreche das Ergebnis mit meinen Patienten. Wir sehen, daß die Zehen nicht nur keinen Platz haben, sondern daß der Schuh erheblich schmäler als der Fuß ist. *Die Hühneraugen sind eine natürliche Reaktion auf eine unnatürliche Schuhmode.*

Die Behandlung von Druckstellen und Hühneraugen

Damit sind wir auch schon bei der Behandlung. Der Schuh darf an keiner Stelle drücken, er muß den Zehen in allen Richtungen Platz lassen. Nur unter diesen Voraussetzungen kann ein Hühnerauge dauerhaft verschwinden. Wenn Sie den Ratschlag beherzigen, dann ist auch eine Fußpflege angebracht und sinnvoll. Nachdem die harte Hornschwiele mit einem Salizylsäurepflaster oder einer -creme aufgelöst worden ist, kann das Hühnerauge mit dem umgebenden Ring abgehoben bzw. abgeschnitten und entfernt werden. In der gleichen Sitzung wird man auch andere überschüssige Hornhaut abtragen und eine Nagelpflege durchführen. Sehr wichtig ist es, die gesunde Haut nicht zu verletzen. Ein echter chirurgischer Eingriff ist in der Regel überflüssig. Liegt das Hühnerauge oder eine stärkere Hornschwiele zwischen den Zehen, so ist darauf zu achten, daß die Zehenzwischenräume trocken bleiben, weil sich sonst leicht ein Pilz entwickeln kann. Sehr einfach läßt sich das mit kleinen Gaze- oder Mullstreifen, die einfach von einer Mullbinde abgeschnitten werden, erreichen. Bei Hühneraugen unter der Auftrittsfläche sollte der Ursache nachgegangen werden. Bewährt haben sich selbstklebende Filzringe, die das Hühnerauge vor Druck schützen. Sie bekommen Sie im Sanitätsgeschäft oder in der Apotheke bzw. Drogerie.

Auch Warzen setzen sich besonders leicht an den Stellen fest, an denen die Durchblutung und die lokale Abwehrkraft gemindert sind. Warzen beruhen auf einer Viruserkrankung, die insgesamt harmlos, aber ansteckend ist. Für die Behandlung bietet die pharmazeutische Industrie unterschiedliche Präparate zur lokalen Anwendung wie Stifte und Flüssigkeiten an (z. B. Warzen-alldahin-Stift). Die Verhornung löst sich mit der Zeit auf und läßt sich mit einer ausgekochten Nagelschere ganz vorsichtig ausschneiden. Dabei soll das umgebende Gewebe nicht bluten. Sprechen Sie vor der Selbstbehandlung mit Ihrem Arzt über die geeignete Therapie. Um weitere Druckstellen zu vermeiden kann ein Orthopädietechniker zugezogen werden. Durch das Weiten des Schuhs, die Anbringung von Schmetterlingsrollen und anderen Schuhzurichtungen lassen sich die lästigen Beschwerden zum Abklingen bringen.

Entzündungen des Vorfußes und der Zehen

Die meisten Erkrankungen des Vorfußes sind durch mechanische Ursachen bedingt, seltener sind Entzündungen für die Beschwerden verantwortlich. Es handelt sich überwiegend um:

- Entzündungen der Sehnen, Sehnenscheiden und der Weichteile
- den akuten Gichtanfall
- echte rheumatische Entzündungen.

Entzündungen der Sehnen, Sehnenscheiden und der Weichteile

Durch isolierte Überbeanspruchung und ungewohnte Belastungen, durch zu enge Schuhe oder wiederkehrende kleine, unbemerkt bleibende Verletzungen können die Beuge- und Strecksehnen oder die Gelenkkapseln der Zehengelenke gereizt werden und in einen Entzündungszustand übergehen. Die Zehen schwellen unterschiedlich stark an, teilweise ist die Verdickung mehr beuge- oder streckseitig lokalisiert. Die Diagnose einer überlastungsbedingten Entzündung läßt sicher aber erst nach einer Blutuntersuchung und einer Röntgenaufnahme stellen, da auch andere wichtige Erkrankungen des Vorfußes, der akute Gichtanfall und die echte rheumatische Entzündung ähnliche Beschwerden verursachen können. Die Behandlung entspricht der anderer überlastungsbedingter Vorfußbeschwerden (s. S. 30, 131).

Der akute Gichtanfall

Seit altersher ist bekannt, daß sich gutes und reichliches Essen nicht nur in der Körperfülle niederschlägt. Durch den Abbau von Eiweißstoffen kann eine Erhöhung des Harnsäurespiegels im Körper entstehen, bei der sich die Harnsäure nicht mehr in gelöster Form im Blut halten kann und zu kleinen spitzen Nadeln auskristallisiert. Diese länglichen Harnsäurekristalle, die sich vor allem im Großzehengrundgelenk ablagern, rufen eine akute, teilweise fieberhafte und schmerzhafte Entzündung hervor. Der Patient ist durch den Gichtanfall in

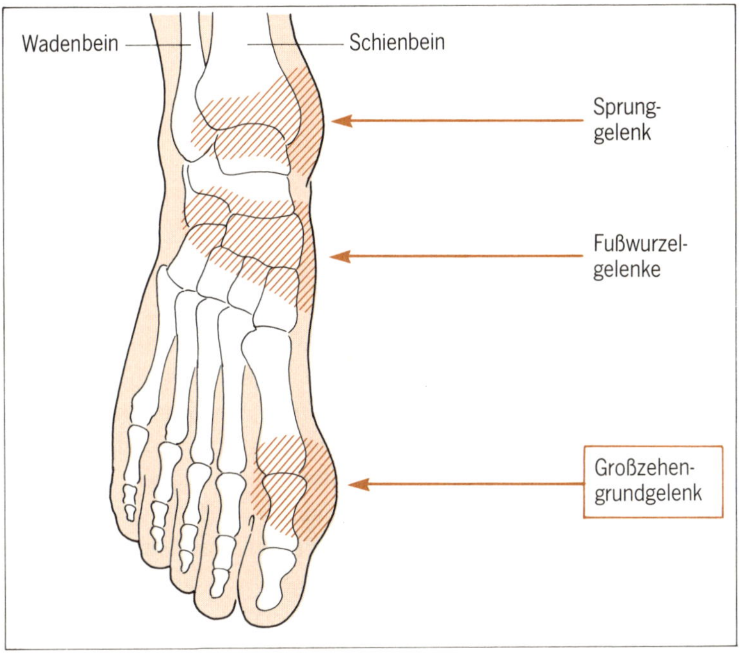

Abb. 17 Der akute Gichtanfall spielt sich meistens am Großzehengrundgelenk ab. Daneben können andere Gelenke befallen sein.

seinem Allgemeinbefinden hochgradig beeinträchtigt. Selbst kurze Gehstrecken können nur mit Mühe zurückgelegt werden. Weniger häufig werden auch andere Zehen, der Mittelfuß, das Sprunggelenk, das Handgelenk und weitere Gelenke befallen (Abb. 17). Unbehandelt können sich die Gichtkristalle in kleinen Knötchen unter der Haut oder auf der Gelenkoberfläche absetzen und eine dauerhafte Beeinträchtigung hervorrufen. Der Arzt kann den akuten Gichtanfall der Großzehe häufig auf den ersten Blick erkennen. Ist der Patient über 40 Jahre alt, übergewichtig und hat er am Tag zuvor »geschlemmt«, dann ist die Diagnose, *akuter Gichtanfall des Großzehengrundgelenkes* (Podagra) fast sicher.

— *Die Behandlung des akuten Gichtanfalls*

Die Medizin hat wirkungsvolle Medikamente entwickelt, um den Gichtanfall rasch, das heißt innerhalb von wenigen Stunden bis zu zwei Tagen, zum Abklingen zu bringen. Neben dem Extrakt der Herbstzeitlose, Colchizin, wird ein harnsäuresenkendes Präparat verordnet (z.B. Allopurinol, Benzbromaron).

Der Patient muß seinen Eiweißkonsum einschränken und auf übergroße Mengen von Bier und Wein verzichten. In den unkomplizierten Fällen einer Gicht ist es nicht notwendig, auf alle Freuden des Essens und Trinkens zu verzichten, und ich rate meinen Patienten, nur ein kleines Schnitzel zu essen, auch wenn zwei in einer Gaststätte angeboten werden. Beim Grillen sollte man es bei einem Würstchen oder einem kleineren Stück Fleisch belassen und nicht noch ein zweites und drittes auf den Teller nehmen. Gegen *ein* Glas Bier oder *ein* Glas Wein wird, sofern es dabei bleibt, nichts einzuwenden sein. Zusätzlich zur Diät sollte das harnsäuresenkende Medikament mindestens für einige Wochen eingenommen werden, dann wird der Hausarzt oder Orthopäde den Harnsäurewert kontrollieren und mit Ihnen das weitere Vorgehen besprechen. Halten Sie sich an die Diät, so wird in der Regel ein Verzicht auf das Medikament möglich sein. Ein akuter Gichtanfall ist als »Warnschuß« der Natur zu verstehen, der uns helfen kann, mit unserem Körper auch in Zukunft in Harmonie und Gesundheit zu leben.

Hinweise zur Diät

Empfohlene Nahrungsmittel: (mit geringem Puringehalt)	**Ungeeignete Nahrungsmittel:** (mit meist hohem Puringehalt)
Fruchtsäfte, verdünnte Gemüsesäfte, Tee, Kaffee.	Bries, Leber, Niere, Pökelschinken, fette Bratensaucen, Fleischextrakte, Räucherwurst, Wildbret jeglicher Art.
Früchte aller Art.	Sardellen, Ölsardinen, Karpfen, geräucherte Fische, Sprotten.
Milch, Joghurt, Käse.	Schalentiere, Geflügel aller Art.
Butter und Pflanzenmargarine	Spargel, Spinat, Pilze, Blumenkohl, Hülsenfrüchte.
Gemüse: grüne Salate, alle Kohlarten, Gurken, Rüben, Kürbis, Sellerie, Karotten, Rettich, Zwiebeln, Tomaten.	Alle scharfen Gewürze und stark gesalzenen Speisen.
Eier und Eierspeisen.	Scharfe Saucen und Suppen.
Brot und Teigwaren, Kartoffeln.	Alkohol und Innereien.
Petersilie, Schnittlauch, Basilikum, Thymian, Majoran, Dill, Zitronenmelisse.	

Die rheumatischen Entzündungen des Vorfußes

Wir alle sind schon einmal von einem »Rheuma«, einem ziehenden, fließenden Schmerz geplagt worden. Der Begriff Rheuma beschreibt diesen Schmerz, der umgangssprachlich für Beschwerden der Knochen, Gelenke oder Muskeln verwandt wird. Anders ist das echte entzündliche Gelenkrheuma definiert, das als *rheumatoide Arthritis* oder als *progredient chronische Polyarthritis* (PCP) bezeichnet wird. Hierbei handelt es sich um eine spezifische, entzündliche Erkrankung, die die Innenhaut der Gelenke befällt. Diese schwillt an, produziert Flüssigkeit und verdickt sich zottenförmig. Danach dehnt sie sich in Richtung der Gelenkflächen aus und bezieht den bisher noch gesunden Knorpel in die Entzündung mit ein. Im Laufe der Zeit werden erst die oberen und später die tiefen Knorpelschichten betroffen und langfristig zerstört. Nicht selten beginnt eine solche rheumatoide Arthritis an den Gelenken des Vorfußes. Die Patienten klagen über Schmerzen bei Belastung und in Ruhe. Auffällig ist vor allem die Schwellung der Zehengelenke (Abb. 18, Farbtafel 1 nach S. 32), die sich auf den Mittelfuß und das Sprunggelenk ausbreiten kann. Nicht selten sind gleichzeitig die Gelenke der Hände oder andere Extremitätenabschnitte betroffen. Während eines Rheumaschubs fühlen sich die Patienten schlecht, sie sind abgeschlagen, müde und klagen über Beschwerden und Schmerzen in Ruhe. Gerade dieser Ruheschmerz ermöglicht die Unterscheidung zwischen überlastungsbedingten und entzündlichen Veränderungen. Wenn der Arzt den Verdacht einer rheumatischen Gelenkentzündung hat, wird er eine Blutuntersuchung und ein Röntgenbild veranlassen. Die Blutwerte zeigen deutliche Zeichen einer Entzündung (beschleunigte Blutkörperchensenkungsgeschwindigkeit [BSG], C-reaktives Protein positiv, Rheumafaktor meist positiv). Manchmal läßt sich bereits auf dem Röntgenbild eine beginnende Strukturveränderung der Gelenkflächen nachweisen.

Die Behandlung des Gelenkrheumas ist ganz anders als die der sonstigen Fußbeschwerden, es handelt sich in erster Linie nicht um eine lokale, sondern um eine allgemeine, den ganzen Körper einbeziehende Erkrankung. Neben antirheumatisch wirksamen Medikamenten können auch operative Eingriffe zur Entfernung der stark entzündeten Gelenkinnenhaut notwendig werden. Um das Gehvermögen langfristig zu erhalten, ist eine enge Zusammenarbeit vom Orthopäden, dem behandelnden Hausarzt oder Internisten und dem Orthopädietechniker notwendig. Jede Phase der Erkrankung hat eine eigene spezifische Therapie, die mit allen Beteiligten abgestimmt werden muß.

Ist die Diagnose rheumatoide Arthritis sicher gestellt worden, so läßt sich noch nichts über ihren weiteren Verlauf sagen. Wir kennen bis heute die Ursachen des echten Gelenkrheumas noch nicht, und ich habe Patienten erlebt, bei denen es nach einem akuten Beginn zum völligen Rückgang der Schwellungen und der Beschwerden kam. Die rheumatoide Arthritis heilte folgenlos aus. Genauso kann das Gelenkrheuma sehr akut verlaufen und zu einer schnellen Beeinträchtigung der Gelenke führen. Wegen der unsicheren Heilungsaussichten und der Chronizität der Erkrankung ist ein enger und vertrauensvoller Kontakt zwischen Patient und Arzt Grundlage jeder Therapie.

Erkrankungen und Veränderungen des Mittelfußes

Der Knick-Senkfuß

Das typische Zeichen des Knick-Senkfußes ist die Abflachung des Längsgewölbes. Auf diesem Gewölbe ruht der Unterschenkel und unser Körpergewicht. Die Konstruktion garantiert hohe Stabilität, gleichzeitig läßt sie kleinere Bewegungen des mittleren Fußabschnittes zu. Bei einem ausgeprägten Knick-Senkfuß treten die Beschwerden unterhalb und vor dem Sprunggelenk in Höhe der Fußwurzel bis hin zu dem Mittelfußknochen auf. Im Stand sinkt der Fuß nach innen ein, das Gewölbe ist abgeflacht. Betrachtet man den Fuß von hinten, so erkennt man, daß die Fersenbeine nach innen eingeknickt sind und mit den Knöcheln ein X bilden (Abb. 19, Farbtafel 1 nach S. 32).

Die Ursachen der Knick-Senkfüße können eine Bänderschwäche, eine Überbelastung und ein konstitutioneller Faktor sein. Im Kindesalter dürfte auch das Tragen von unelastischem und einengendem Schuhwerk, das die Fußmuskulatur behindert, eine Rolle spielen. Kinder die den ganzen Tag barfuß laufen, entwickeln eine kräftigere Fußmuskulatur, das Gewölbe erfährt eine stärkere Stütze. Im Erwachsenenalter ist der Knick-Senkfuß häufig mit Übergewicht, Krampfaderbildung und Schwellneigung der Beine verbunden. Er findet sich häufiger bei Personen, die einen stehenden Beruf ausüben und zusätzlich Lasten tragen müssen (z.B. Kellner, Friseure). Während der Knick-Senkfuß im Kindesalter locker und ausgleichbar ist, sieht man im Erwachsenenalter häufig den »fixierten Knick-Senkfuß«. Der Fuß läßt sich nicht mehr in die normale Position bringen, schon das leichte Verdrehen der Fußwurzel ist schmerzhaft. Der Schmerz ist oft Zeichen einer gleichzeitig bestehenden Mittelfußarthrose (s. S. 59).

Die Behandlung des Knick-Senkfußes

Nicht jeder Knick-Senkfuß bedarf der medizinischen Behandlung. Ist das Fußgewölbe bei Kindern etwas abgeflacht, so kann man eine Fußgymnastik, die von den Eltern durchgeführt wird, empfehlen.

Bei starker Ausbildung des Knick-Senkfußes kann eine korrigierende Einlage empfohlen werden. Der Rück- und Mittelfuß wird stabilisiert und das Gewölbe angehoben. In gewissem Rahmen mag damit ein wachstumslenkender Effekt verbunden sein. Unabhängig davon sollten die Kinder häufig barfuß laufen. Im Sommer rate ich den Eltern zum Kauf von Gesundheitssandalen (zum Beispiel Birkenstock, Berkemann), die ein gutes Fußbett besitzen und den Fuß nicht einengen.

Der stärkere Knick-Senkfuß des Erwachsenen sollte, sofern er Beschwerden macht, mit einer stützenden Einlage versorgt werden. Eine Korrektur ist beim Erwachsenen nicht zu erzielen, es geht nur darum, die Last, die vom Fuß auf den Boden übertragen wird, auf möglichst optimale Weise zu verteilen. Damit sollen Reizzustände des Mittelfußes und der Fußwurzel vermieden werden. Ist die Veränderung nur geringfügig, dann kann es ausreichend sein, einen Schuh mit einer eingearbeiteten Stütze für das Fußlängsgewölbe zu tragen.

Nach einer großen Belastung, einem langen Spaziergang, beim Tennisspiel oder anderen ungewohnten Anstrengungen, kann eine akute Entzündung des Mittelfußes auftreten. Ich empfehle meinen Patienten Umschläge mit Eiswasser oder 75%igem Isopropylalkohol, der mit zwei Teilen Wasser verdünnt wird, um die Entzündung rascher zum Abklingen zu bringen. Das Hochlegen der Füße lindert den Schmerz. Sehr bewährt haben sich Verbände mit unelastischen Pflasterzügen (Tape-Verbände), die das Fußgewölbe stützen und den Schmerz oftmals beseitigen können (Abb. 20). Diese Verbände sind auch bei entzündeten Plattfüßen, Mittelfußarthrosen oder Verletzungen des Mittelfußes bzw. des oberen Sprunggelenkes angezeigt.

So häufig wie der Knick-Senkfuß ist, so harmlos ist er auch. Durch gutes Schuhwerk, Gymnastik und die Anpassung von Einlagen läßt sich praktisch immer Beschwerdefreiheit erreichen. Nicht jeder Knick-Senkfuß ist ein Fall für den Orthopäden. Entscheidend ist das individuelle Befinden. Ich habe nicht selten Knick- Senkfüße gesehen, die leistungsfähiger als »normale« Füße waren.

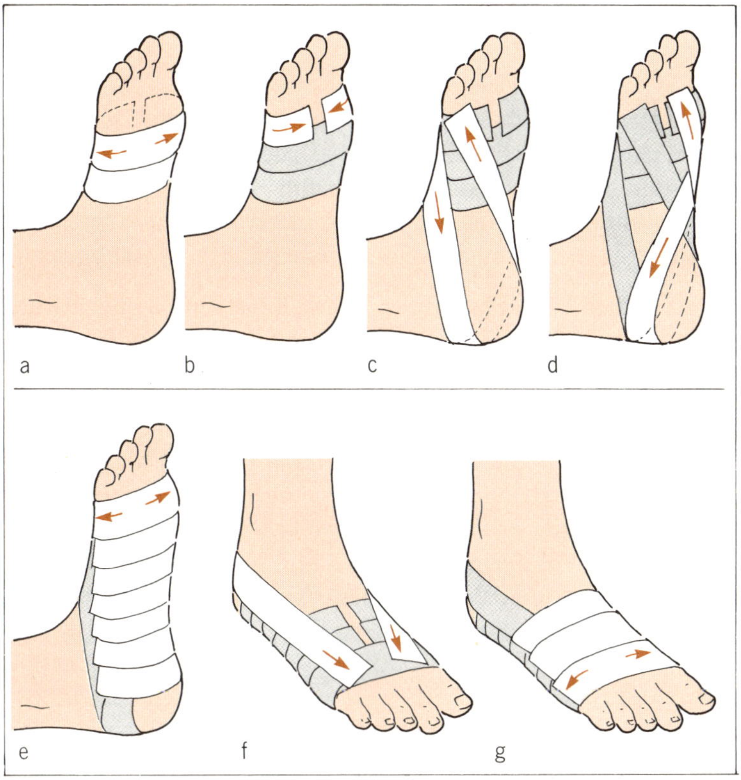

Abb. 20 Mit einem Tape-Verband kann der Fuß gestützt und entlastet werden. Legen Sie den Verband bei rechtwinklig gehaltenem Fuß an (Fußspitze hochziehen!). Sie bauen so das Fußgewölbe auf.

a. Die Pflasterzügel umfassen den Fuß von unten
b. und oben
c., d Achterförmige Touren stützen das Fußgewölbe
e. Jetzt vervollständigen Sie die Sohle
f. und sichern den Verband durch einen Längszügel
g. und einige abschließende Pflasterstreifen, die über den Fußrücken ziehen.

Der Plattfuß

Während sich beim Knick-Senkfuß das Längsgewölbe nur gesenkt hat, so ist es beim Plattfuß aufgehoben. Der Fuß liegt dem Boden plan auf. Nicht selten ist der Druck unter der Fußwurzel stärker als unter der Ferse oder dem Vorfuß. Wenn Sie einen solchen Fuß zuerst auf ein Stempelkissen und danach auf weißes Papier stellen, so erhalten Sie den untenstehenden Abdruck: der Fuß ist platt (Abb. 21).

Auch beim Plattfuß spielt die konstitutionelle, ererbte Komponente neben dem Übergewicht und stehender Tätigkeit eine wesentliche Rolle. So kann im Laufe des Lebens aus einem Knick-Senkfuß ein Plattfuß entstehen.

Nicht alle Menschen mit einem Plattfuß haben Beschwerden, andererseits ist die Lastverteilung deutlich ungünstiger als bei einer guten Ausbildung des Fußlängsgewölbes. In höherem Lebensalter werden durch die Fehlform Fußwurzel- und Mittelfußarthrosen begünstigt, die zu hartnäckigen Beschwerden führen können. Sie bedürfen einer langfristigen Therapie (s. S. 61).

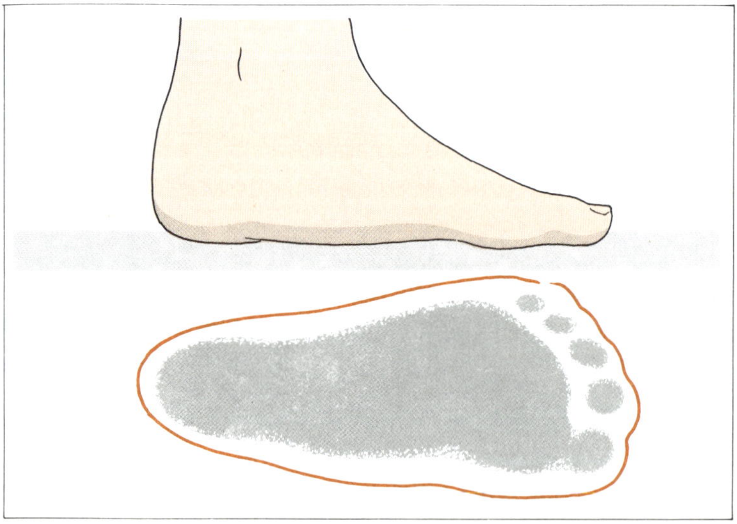

Abb. 21 a) Plattfuß.
b) Fußabdruck.

Die Behandlung des Plattfußes

Die Behandlung des kindlichen Plattfußes erfolgt durch Einlagen und Fußgymnastik. In Extremfällen kann das Fußlängsgewölbe mit einem operativen Eingriff angehoben werden. Die Heilanzeige zu diesem Eingriff sollte zurückhaltend gestellt werden, da kindliche Plattfüße nur selten einer Operation bedürfen.

Ähnlich wie beim Knick-Senkfuß ist die Einlagenversorgung beim Plattfuß im Kindesalter korrigierend, die Einlage soll das Fußgewölbe »modellieren« und das Wachstum lenken. Beim Erwachsenen hat sie nur noch eine bettende, lastverteilende Funktion.

Schmerzende Reizzustände werden mit kühlen Umschlägen und Pflasterzügelverbänden (s. S. 56) behandelt.

Ist der Plattfuß zusätzlich mit schwerwiegenden Fußveränderungen verbunden, so kann die Verordnung von orthopädischen Schuhen angezeigt sein.

Arthrosen der Fußwurzel und des Mittelfußes

Mittelfußarthrosen sind sehr häufig, man findet sie bei Frauen genauso oft wie bei Männern. Da sie die Funktion des gesamten Fußes beim Gehen stören und sowohl den Abrollvorgang als auch die Anpassung des Fußes an die Unebenheiten des Bodens beeinträchtigen, können sie bei jedem Schritt erhebliche Beschwerden verursachen. Die Patienten klagen über stechende und ziehende Schmerzen im Längsgewölbe. Nicht selten ist mit der Arthrose eine Rötung und Überwärmung des schmerzenden Gebietes verbunden. Die Arthrose hat sich entzündet, »aktiviert«. Suchen Sie einen Arzt auf, so wird er ein Röntgenbild anfertigen. Nun erkennt man, daß die Gelenklinien, die den Abrollvorgang ermöglichen, nicht mehr so schön glatt gezeichnet sind, sondern die einzelnen Knochen Anbauten aufweisen, die ein untrügliches Zeichen des Abnutzungsprozesses sind. Diese Gelenkanbauten stoßen beim Gehen aneinander, sie schränken die Bewegung ein und schmerzen stark (Abb. 22). Vielfach findet sich in Höhe der Gelenke eine starke Auftreibung, die als Fußhöcker bezeichnet wird.

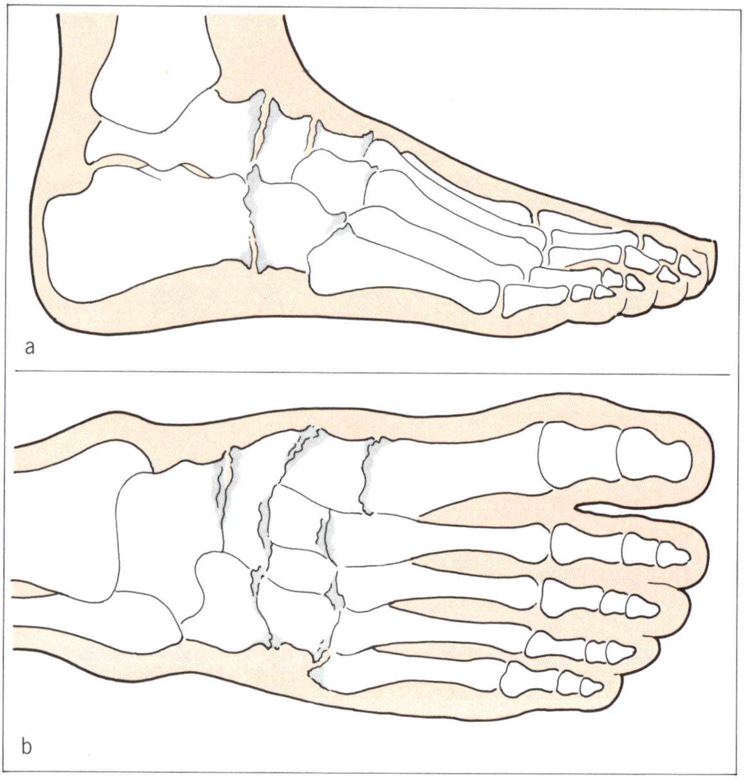

Abb. 22 Fußwurzel- und Mittelfußarthrose: häufig befallene Gelenke.
a) seitliche Ansicht, b) Aufsicht.

Die Arthrose des Mittelfußes ist bei Patienten mit Knick-Senk- und Plattfüßen deutlich häufiger als bei Menschen mit einem stärker ausgebildeten Fußgewölbe. Außer der Fußsenkung begünstigen andere Einflüsse die Entstehung der Fußwurzel- und Mittelfußarthrose. Neben dem bereits oben erwähnten Übergewicht spielen eine wenig ausgebildete, schlaffe Muskulatur sowie sportliche und berufliche Belastungen eine Rolle. Zu einem frühzeitigen Mittelfußverschleiß neigen Fußballspieler, bei ihnen sind meist gleichzeitig auch die vorderen Anteile des oberen Sprunggelenkes arthrotisch verändert. Beim Schießen des Balls schlägt das Sprungbein gegen die vordere Kante des Schienbeins. Die knöchernen Anbauten des Fußballers sind Zeichen eines an sich gesunden Schutzmechanismus, der aber langfristig gesehen die Arthroseentstehung begünstigt.

Die Behandlung der Fußwurzel- und Mittelfußarthrose

Die Behandlung der Mittelfußarthrose ist langwierig, nicht immer wird sich völlige Beschwerdefreiheit erreichen lassen. Durch die Anfertigung einer stützenden Maßeinlage kann das Längsgewölbe entlastet und Druck von den fußrückenwärts gelegenen Teilen der Gelenke genommen werden. Da beim Abrollen trotz einer Einlagenversorgung immer noch abgenutzte Gelenkanteile gegeneinander reiben, hat es sich bewährt, eine kleine Auswölbung unter der Schuhsohle anzubringen. Ähnlich wie bei einem Holzschuh, der eine gerundete Sohle aufweist, wird hierbei der Abrollvorgang des Fußes harmonisiert und der Fuß weniger belastet (Mittelfußrolle). Akute Mittelfußarthrosen sollten mit kühlen Umschlägen (s. S. 56) und Pflasterzügelverbänden behandelt werden. Die unelastischen Pflasterzügel stützen und können die Beschwerden deutlich lindern. Operative Eingriffe sind nur selten angezeigt. Eigentlich kommt nur eine Versteifung des betroffenen Gelenkabschnittes infrage, dadurch wird jedoch die Gliederkette des Fußes gestört und der noch intakte Gelenkanteil stärker belastet. Das Fortschreiten der Arthrose ist vorprogrammiert.

Elektrotherapeutische Verfahren (zum Beispiel Iontophoresen) und niedrig dosierte Ultraschallbehandlungen können helfen, die entzündete Mittelfußarthrose in einen ruhenden Zustand zu überführen. Manchmal wird man auf den Einsatz von antirheumatisch wirkenden Medikamenten (zum Beispiel Diclophenac und Indometazin) nicht verzichten können.

Eine ein- oder zweimalige Injektion eines Kortisonpräparates in Mischung mit einem lokalen Betäubungsmittel kann Wunder wirken und die Beschwerden längerfristig zum Verschwinden bringen. Die Einspritzung dieses Medikamentes ist kein Standardverfahren, das bereits während der ersten Konsultation verabreicht werden sollte. Andererseits ist bei korrekter Anwendung von dem Medikament keine wesentliche Nebenwirkung zu erwarten. Denkbar ist, daß Krankheitskeime von der Haut in das Gelenk gelangen und eine Infektion hervorrufen können. Das Risiko ist statistisch extrem klein (ca. 1:15000).

Ihr Arzt wird durch eine genaue Untersuchung, eventuell auch durch eine Blutabnahme und ein Röntgenbild die aktivierte Mittelfußarthrose gegen andere entzündliche Erkrankungen, wie das echte Gelenkrheuma und die Gicht abgrenzen (s. S. 50).

Andere Schwellungen des Mittelfußes

Auf den vorhergehenden Seiten haben Sie Erkrankungen kennengelernt, die auf einer statischen oder degenerativen Ursache beruhten. Daneben spielen Veränderungen eine Rolle, zu deren Entstehung ganz unterschiedliche Faktoren beitragen:

- Sehnenscheidenentzündung
- Überbein
- Überlastungsbruch
- KÖHLERsche Erkrankung

Sehnenscheidenentzündung

Am häufigsten von den genannten vier Erkrankungen sind die Sehnenscheidenentzündungen des Mittelfußes, die sich bis in die Höhe des oberen Sprunggelenkes ziehen können. Die Sehnen des Fußes bzw. der Zehen werden von den Muskeln des Unterschenkels gesteuert. Damit sie sich bei der Anpassung des Muskels nicht vom Knochen abheben, sind sie durch feste Bänder vor- und an dem Sprunggelenk fixiert. Eine solche Konstruktion ist nur denkbar, wenn die Sehnen in einem Gleitgewebe laufen, das immer wieder »neu geschmiert« wird. Auf diese Weise können die Sehnen den Druck zwischen Fuß und Bändern ohne Schaden überstehen. Derartige Sehnenscheiden umgeben die Sehnen des Großzehenstreckers und der Zehenstrecker zwei bis vier des vorderen und hinteren Schienbeinmuskels, der Zehenbeuger usw. Liegt eine Sehnenscheidenentzündung vor, so erkennt man bei der Untersuchung eine deutliche und druckschmerzhafte Schwellung im Verlauf der Sehnen. Durch diesen Schmerz können auch die Bewegungen des Fußes oder der Zehen eingeschränkt sein. Eine Rötung ist nicht nachweisbar. Weder im Röntgenbild noch bei der Blutuntersuchung läßt sich ein krankhafter Befund erheben. Die Ursache einer solchen

Sehnenscheidenentzündung läßt sich nicht immer aufklären, in den meisten Fällen sind Überlastungen, die schon längere Zeit zurückliegen können, als Auslöser anzunehmen. Die Sehnenscheidenentzündung wird mit Salbeneinreibungen, elastischen Binden und Pflasterzügelverbänden behandelt. Das abendliche Hochlegen des Fußes und Umschläge mit Eiswasser oder Alkohol (s. S. 56) bewirken eine Linderung und bringen die Symptome im Laufe von mehreren Tagen zum Verschwinden. Wenn trotz längerer Behandlung keine Besserung zu erzielen ist, infiltriere ich eine Mischung von einigen Milligramm Kortison und einem lokalen Betäubungsmittel. Die Beschwerden klingen innerhalb weniger Tage folgenlos ab. Ein relevantes Risiko ist mit dieser Behandlung nicht verbunden.

Kommt es allerdings immer wieder zu Sehnenscheidenentzündungen, so sollten Sie Ihren Orthopäden aufsuchen, um andere Ursachen auszuschließen. Möglicherweise läßt sich mit einer Veränderung der Schuhe (z.B. Abrollhilfe) oder der Anpassung einer Einlage langfristig völlige Beschwerdefreiheit erzielen.

Das Überbein (Ganglion)

Überbeine, kleine erbs- bis bohnengroße Verwölbungen, finden sich am häufigsten an der Hand und am Fußrücken. Es handelt sich hierbei um flüssigkeitsgefüllte Ausstülpungen der Gelenke und/oder der Sehnenscheiden, die anfänglich noch eine Verbindung zum Gelenk bzw. zur Sehnenscheide aufweisen. Mit der Zeit kann sich der Verbindungsgang schließen, so daß die Flüssigkeitsansammlung isoliert im Unterhautgewebe liegt. Die alten Chirurgen und Orthopäden haben mit einem derartigen Überbein (Abb. 23), das in der medizinischen Fachsprache als *Ganglion* bezeichnet wird, nicht viel Federlesens gemacht. Sie nahmen eine Münze und einen Gummihammer und schlugen fest auf die über dem Ganglion liegende Münze. Hierdurch erhöhte sich der Druck in dem kleinen Wassersäckchen so stark, daß es platzte. Das umliegende Gewebe nahm die Flüssigkeit auf, das Überbein heilte aus.

Ich selbst habe bei aller Bewunderung für derartige chirurgische Maßnahmen immer eine andere Behandlung vorgezogen: Leidet

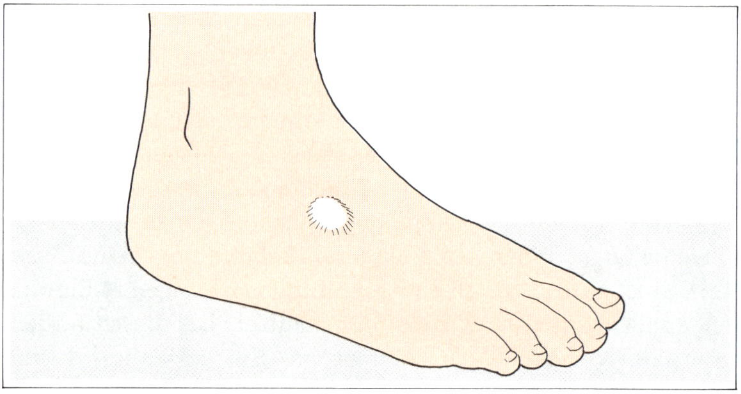

Abb. 23 Überbein des Fußrückens.

der Patient nicht unter einem solchen Überbein, das heißt, stört es ihn nicht bei seiner beruflichen Tätigkeit, im Alltag oder beim Sport, so habe ich empfohlen, abzuwarten. Vielfach verschwindet das Überbein von allein. Eine andere Möglichkeit ist die Punktion. Unter lokaler Betäubung wird die Flüssigkeit aus dem Knötchen abgezogen. Um das Ganglion »auszutrocknen« werden anschließend einige Milligramm Kortison injiziert und ein Druckverband angelegt. Leider läßt sich durch ein solches Vorgehen nur etwa die Hälfte aller Überbeine zum Verschwinden bringen. Besser ist es, in störenden Fällen einen kleinen operativen Eingriff durchzuführen. In lokaler Betäubung wird das Wassersäckchen freigelegt und entfernt. Der Eingriff ist ambulant durchzuführen und praktisch nebenwirkungsfrei. Die Entscheidung, was »in Ihrem Fall« zu tun ist, sollten Sie gemeinsam mit dem behandelnden Arzt treffen. Auch wenn Sie sich zum Abwarten entschließen, brauchen Sie nicht zu befürchten, daß Ihnen dadurch ein weiterer Schaden entsteht.

Überlastungsbruch (Streßfraktur)

Nicht nur die Weichteile, auch unsere Knochen leiden unter einer Überlastung. Am häufigsten betroffen sind die Mittelfußknochen, die nach einer langen Wanderung – scheinbar ohne ersichtlichen Grund – »ermüden« und brechen können. Eine Materialermüdung ist in der Technik eine geläufige Erscheinung. Werkstoffe, aber auch größere Stahlkonstruktionen, z. B. Brücken, können nach langer Belastung an ihrer schwächsten Stelle brechen. Wir alle kennen das Beispiel einer Büroklammer, die wir zwanzigmal biegen. Obwohl die letzte Biegung kein bißchen stärker als die erste ist, bricht sie erst jetzt. Das Material ermüdete, die letzte Biegung war der Anlaß zur Zweiteilung.

In der Literatur werden diese Überlastungsbrüche als sogenannte *Marschfrakturen* beschrieben, da Soldaten mit ihrem Gepäck viele Kilometer zurücklegen müssen und die Mittelfußknochen dabei besonders beanspruchen.

Heute sind es gottlob weniger kriegerische Anlässe, die zu diesem Krankheitsbild führen. Nicht selten liegt die Ursache, wie das folgende Beispiel zeigt, im zivilen Bereich:

Eine 40jährige Patientin kommt zu mir in die Sprechstunde und klagt über akute Mittelfußbeschwerden. Ich erkenne bei der Untersuchung eine deutliche Schwellung ohne die Anzeichen einer akuten Entzündung. Verdrehe ich den Mittelfuß, so äußert die Patientin starke Beschwerden, die Schmerzen nehmen über dem zweiten und dritten Mittelfußknochen zu. Das neu angefertigte Röntgenbild läßt keinen krankhaften Befund erkennen. Bei der Befragung der Patientin stellt sich heraus, daß sie begonnen hatte Golf zu spielen und am letzten Sonntag mit großer Freude und Engagement ihrem Sport nachging. Der Platz war hügelig, sie mußte sehr häufig die Steigung in festen und unelastischen Schuhen nehmen.

Ich dachte bereits an einen Streßbruch, war mir aber nicht sicher. Ich empfahl ihr den Fuß für eine Woche mit Gehstützen zu entlasten. Bei der erneuten Vorstellung war die Schwellung etwas zurückgegangen, der Fuß war noch deutlich schmerzhaft. Erst jetzt waren auf dem neuen Röntgenbild feine Bruchlinien zu erkennen, die die Mittelfußknochen zwei und drei durchzogen. Die Patientin bekam für drei Wochen einen Gehgips angelegt, in dem sie voll belasten durfte. Einige Zeit danach war sie wieder völlig beschwerdefrei und konnte erneut ihren Sport aufnehmen.

Ist die Diagnose eines Ermüdungsbruchs gesichert, so empfiehlt sich eine Gipsbehandlung, damit die Mittelfußknochen Ruhe finden, um den Knochendefekt zu überbrücken. Es ist sinnvoll nach

Abheilung des Bruches eine Einlage anzufertigen, um das Fußgewölbe für die Zukunft besser abzustützen. Der Bruch heilt immer folgenlos aus, mit einem erneuten Ermüdungsbruch ist nicht zu rechnen.

KÖHLERsche Erkrankung

Die KÖHLERsche Erkrankung ist selten. Betroffen sind nur heranwachsende Mädchen. In diesem Alter scheinen die Köpfchen der Mittelfußknochen sehr empfindlich auf Veränderungen der Ernährung zu reagieren. Wie auch an anderen Gelenken kann es durch innere Ursachen oder äußere Einflüsse (z.B. kleinere Prellungen, Überlastung) zu einer Durchblutungsstörung des Köpfchens einzelner Mittelfußknochen kommen. Dadurch stirbt das Köpfchen ab und zerfällt. Im Laufe der kommenden Monate baut sich das sehr regenerationsfreudige jugendliche Gewebe wieder auf. Je stärker die Belastung des Vorfußes in der Zeit des Absterbens und Wiederaufbaus des Knochens ist, desto stärker verformt sich das Mittelfußköpfchen. Wenn es gelingt die Krankheit frühzeitig zu diagnostizieren und den Fuß weitgehend zu entlasten, so sind die Veränderungen nach dem Ausheilen des Krankheitsprozesses gegenüber der Norm nur sehr gering. Die Therapie ergibt sich hieraus von selbst. Stellt der Arzt ein solches Absterben des Köpfchens fest (medizinisch: *aseptische Knochennekrose*), so wird der Fuß während der akuten Phase der Erkrankung im Gipsverband oder durch die Benutzung von zwei Unterarmgehstützen entlastet. Die Schwellung geht nach der Ausheilung wieder völlig zurück. Da die Krankheit nur wenig Beschwerden macht, wird sie häufig im jugendlichen Alter übersehen. Erst wenn der Fuß der Patientin um das 40. Lebensjahr stärker durch äußere Faktoren beeinträchtigt ist (zum Beispiel Spreizfuß, X-förmige Abweichung der Großzehe), treten Beschwerden auf. Die KÖHLERsche Erkrankung begünstigt langfristig eine Arthrose im betroffenen Zehengelenk. Wird die Gelenkveränderung erst im höheren Lebensalter festgestellt, so ist eine ursächliche Therapie nicht mehr möglich. Das betroffene Gelenk läßt sich durch Einlagen und eine orthopädietechnische Zurichtung des Schuhs wirksam entlasten (z.B. Schmetterlingsrolle). Im Gegensatz zur Arthrose des Großzehengrundgelenkes wird man fast immer von einem operativen Eingriff absehen können.

Erkrankungen und Veränderungen an Rückfuß und Ferse

Die Ferse ist für ihre Aufgabe, die Hauptlast des Körpers zu übernehmen, gut gerüstet. Im Stand liegen mehr als die Hälfte unseres Gewichtes auf den Fersen. Obwohl die Ferse durch Binde- und Fettgewebe ideal gepolstert ist (s. S. 25), bleibt sie nicht von Beschwerden verschont. Die Schmerzen können sowohl unterhalb der Ferse, als auch an der Rückfläche des Fersenbeins und der Achillessehne auftreten. Im folgenden gehe ich auf fünf Krankheitsbilder ein:

- Knochenhaut- und Sehnenansatzentzündung *(Fasziitis plantaris)*
- Fersensporn
- die nach hinten vergrößerte Ferse (HAGLUND*sche Ferse*)
- Schleimbeutelentzündung hinter dem Fersenbein *(Bursitis)*
- Achillessehnenentzündung *(Achillodynie)*

Knochenhaut- und Sehnenansatzentzündung der Ferse (Fasziitis plantaris)

Die Entzündung der Knochenhaut ist ein recht unangenehmes und hartnäckiges Krankheitsbild, das nach längerem Stehen oder im Anschluß an eine Wanderung entsteht (Abb. 24). Der Hauptschmerzpunkt liegt direkt unterhalb der Ferse. Man kann die Beschwerden bereits durch leichten Druck auf die Mitte der Ferse auslösen. Nicht selten zieht der Schmerz bis in den Mittelfuß. Strecken wir die Zehen, so dehnt sich die große Sehnenplatte des Fußes, die unser Fußgewölbe wie ein ausgespanntes Drahtseil sichert. Auch diese Sehnenplatte (Faszie) kann in die Entzündung einbezogen sein. Die Ferse ist nicht gerötet, eine Schwellung oder andere Veränderungen fehlen. Je mehr wir die Sehnenplatte anspannen, um so stärker wird der Schmerz. Das ist vor allem dann der Fall, wenn die Fußzehen und der ganze Fuß nach oben angehoben werden . Bewegt man den Fuß in eine Spitzfußstellung, so lassen die Beschwerden deutlich nach. Gerade die Veränderung des Schmerzes während der Bewegung, die noch deutlicher bei der Belastung zutage tritt, ist ein Zeichen für die Entzündung der Sehnenplatte.

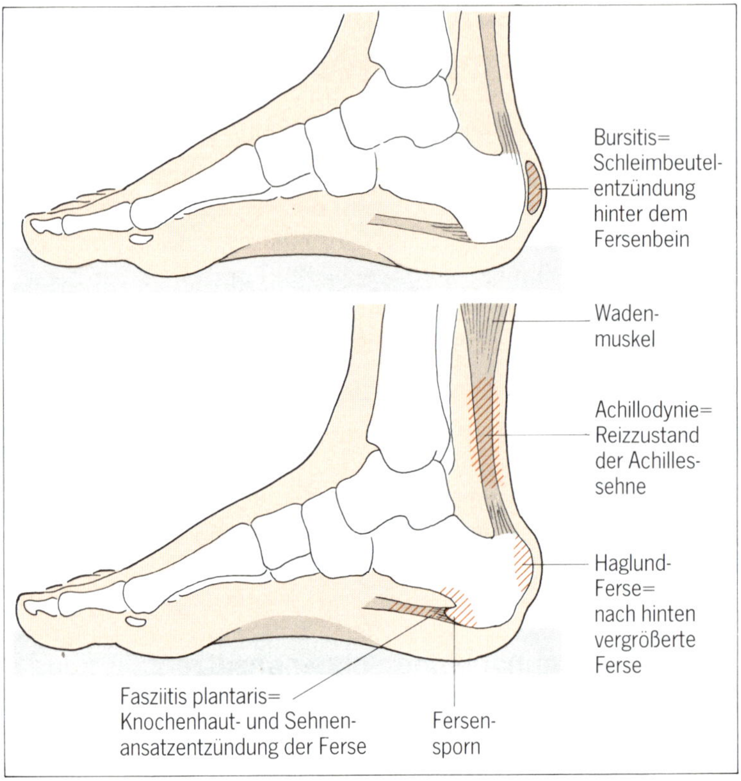

Abb. 24 Erkrankungen des Rückfußes und der Ferse.

Die Behandlung der Knochenhaut- und Sehnenansatzentzündung der Ferse

Die Behandlung nimmt auf die Erfahrung Rücksicht, daß die Beschwerden bei gesenktem Fuß abnehmen. Während ich sonst eher flache Schuhe vorziehe, empfehle ich bei der Sehnenansatzentzündung Schuhe mit einem höheren Absatz (ca. 3–5 cm) zu tragen. Den Damen fällt die Umstellung leicht, die männlichen Patienten können eine leichte Erhöhung mit einem Fersenkissen (0,5 cm Höhe) erreichen, das im Schuh getragen wird. Ein solches Fersenkissen können Sie im Sanitätsgeschäft erhalten. Durch den erhöhten Schuh nähern sich Ursprung und Ansatz der den Fuß verspannenden Bänder und Sehnen.

Die Sehnenansätze und die Fersen werden entlastet und der Reizzustand bildet sich zurück. Unterstützend haben sich Lochverbände aus festem Schaumstoff bewährt, die im Schuh getragen werden können. Die Ferse erhält so eine zusätzliche Polsterung, gleichzeitig werden die Auftrittsfläche und die Ansatzstelle der Sehnenplatte unter der Ferse geschont. Bestehen die Beschwerden bereits seit einer längeren Zeit oder sind sie trotz Behandlung mehrfach wiedergekehrt, so sollten Einlagen angemessen werden, die das Fußgewölbe stützen und den Sehnenansatz hohl legen. Zur raschen Ausheilung tragen Ultraschall- und Reizstrombehandlungen bei. Sie sollten darauf achten, möglichst Schuhe mit einem weichen Absatz zu tragen, der die Ferse gut abpuffert. Verzichten Sie auf längere Wanderungen und entlasten Sie den Fuß möglichst häufig. Abends empfehlen sich kühle Umschläge (s. S. 56). Nur wenn sich mit allen genannten Maßnahmen keine Besserung erzielen läßt, kommt eine Injektion mit wenigen Milligramm Kortison infrage. Nach der Spritze können für einige Stunden sehr heftige Schmerzen eintreten, die nicht als Zeichen einer Komplikation gewertet werden dürfen und vollständig abklingen. Lindernd wirken kühle Umschläge und die Einnahme eines schwachen Schmerzmittels (ASS, Aspirin, Paracetamol). Auf operative Eingriffe wird man verzichten können. In ausgewählten Fällen hat die Röntgenentzündungsbestrahlung ihren Platz. Wenn nach Monaten intensiver medizinischer Bemühungen keine oder nur eine geringe Besserung erzielt wurde, so empfehle ich älteren Patienten eine Röntgenbestrahlung. Die Dosis ist erheblich höher als bei einem Röntgenbild, jedoch wesentlich geringer als bei der Bestrahlung eines bösartigen Tumors. Wegen der höheren Strahlendosis sollten Personen, bei denen noch ein Kinderwunsch besteht, von dieser Behandlung ausgenommen werden. Meistens sind sechs Sitzungen erforderlich, um die Entzündung zur Ruhe zu bringen.

Die Entzündung der Knochenhaut und des Sehnenansatzes heilt immer folgenlos aus. Sie sollten ihrem Körper für einige Zeit Ruhe gönnen und auf maximale Belastungen verzichten. Das wichtigste »Heilmittel« ist Ihre Geduld.

Der Fersensporn

Der Fersensporn verursacht die gleichen Beschwerden wie die Knochenhaut- und Sehnenansatzentzündung. Im Unterschied zu dem oben beschriebenen Krankheitsbild, ist auf dem Röntgenbild unter der Auftrittsfläche der Ferse eine kleine Ausziehung zu erkennen (Abb. 24), die sich exakt an der Stelle befindet, an der die Sehne ansetzt. Auch der Fersensporn ist Folge einer chronischen Reizung. Die kleine knöcherne Ausziehung kann ihrerseits das umgebende Gewebe beeinträchtigen.

Die Behandlung des Fersensporns

Die Behandlung des Fersensporns entspricht der der Knochenhaut- und Sehnenansatzentzündung: Schonung des Fußes, Tragen höherer Absätze, Einlagen, die die Ferse hohl legen und entlastende Verbände erweisen sich meistens als ausreichend. Selten ist die Injektion von Kortison oder die Röntgenbestrahlung angezeigt.

Ein Fersensporn, der auf dem Röntgenbild zufällig entdeckt wird, ist niemals ein Grund zur Besorgnis. Er muß nur dann behandelt werden, wenn er, wie die Knochenhautentzündung, zu einem schmerzhaften Reizzustand geführt hat. Operative Eingriffe zur Entfernung dieses kleinen Knochenauswuchses sind in aller Regel nicht notwendig.

Die nach hinten vergrößerte Ferse (HAGLUNDsche Ferse)

Bei jedem Schritt heben wir die Ferse vom Boden ab. Die Arbeit bewältigen die großen Wadenmuskeln, die ihre Kraft mittels der Achillessehne auf das Fersenbein übertragen. Damit das Fersenbein der dauernden Beanspruchung gewachsen ist, muß der Knochen an der Ansatzstelle der Sehne sehr gut ausgebildet sein. Somit ist eine kräftige Ferse keine Krankheit, sondern ein Zeichen für die Anpassungsfähigkeit des Fersenknochens. Uns würde eine Verwölbung der Ferse gar nicht auffallen, wären wir nicht gezwungen, tagtäglich Schuhe zu tragen. Die hintere Kappe des Schuhs kommt nun mit der stark ausgeprägten Ferse in Konflikt. Sie scheuert und reibt, es entsteht eine Entzündung hinter dem Fersenbein. Eine an sich harmlose Veränderung wird zur Ursache dauernder Schmerzen, die das Gehen beeinträchtigen (Abb. 24). Häufig können nur noch Sandalen ohne hinteren Riemen getragen werden. Der Knochen ist gerötet und schmerzt auf Druck. In der medizinischen Fachsprache wird die Verdickung des Fersenbeins nach ihrem Beschreiber PATRICK HAGLUND als »HAGLUNDsche Ferse« benannt.

Die Behandlung der HAGLUNDschen Ferse

Die Behandlung richtet sich nach der Stärke der Beschwerden und der Ausprägung der Vorwölbung. In leichten Fällen reicht es, die Fersenkappe vom Schuster weiten zu lassen. Im Sommer können Sandalen, die der Ferse Raum geben, getragen werden. Ist das Fersenbein gerötet, so sollten Sie kalte Umschläge machen (mit Eiswasser oder einem Alkohol-Wasser-Gemisch, s. S. 56). Bleiben die Beschwerden trotz dieser Therapie über einen längeren Zeitraum bestehen, so läßt sich das Fersenbein operativ verkleinern. Ein Teil der Vorwölbung wird entfernt, die Ferse entspricht nun der »Norm« und paßt in einen Konfektionsschuh. Der Eingriff ist relativ ungefährlich, wesentliche Nebenwirkungen sind nicht zu erwarten. Da es sich um eine Knochenoperation handelt, wird man einen stationären Aufenthalt und eine Teilkörperbetäubung oder Vollnarkose nicht vermeiden können.

Die Schleimbeutelentzündung hinter dem Fersenbein (Bursitis)

Die Zeichen der Schleimbeutelentzündung an der Rückseite des Fersenbeins sind ganz ähnlich wie die der gereizten HAGLUNDschen Ferse. Der Fuß schmerzt vor allem, wenn geschlossene Schuhe mit einer engen Kappe getragen werden. Die Ferse und die unteren Teile der Achillessehne sind gerötet (Abb. 24).

Die Schleimbeutelentzündung entsteht durch Druck. Das Leder scheuert und reibt auf dem Fersenbein. Wir alle haben hinter der Ferse einen kleinen Schleimbeutel, der die Ferse vor Schädigungen schützt und dafür sorgt, daß die Haut über der Ferse verschoben werden kann. Wird dieser Schleimbeutel zu sehr gedrückt – als Auslöser sind meist neue, nicht eingelaufene Schuhe anzusehen –, so entzündet er sich und schwillt an.

Die Behandlung der Schleimbeutelentzündung

Die konservative Behandlung ist einfacher und erfolgreicher als bei der knöchernen Auswölbung der Ferse. Sobald das Fersenbein vom Druck entlastet wird, bildet sich der Schleimbeutel von alleine wieder zurück. Ich empfehle meinen Patienten Schuhe mit einer geweiteten Fersenkappe oder verordne Einlagen, die den Abstand zwischen Ferse und Fersenkappe vergrößern. Abendliche kühle Umschläge können die akuten Beschwerden lindern. Die Anwendung einer entzündungshemmenden Salbe oder eines Gels trägt zur Heilung bei (z.B. Heparinsalbe, Indometazin-Gel). Sie können das Fersenbein und die Sehne zusätzlich durch das Aufkleben von Filzringen schützen. Hat sich der Schleimbeutel wundgescheuert und sind Krankheitskeime in ihn eingetreten, die eine akute bakterielle Entzündung hervorgerufen haben, so muß ein kleiner operativer Eingriff in Erwägung gezogen werden, bei dem der ganze Schleimbeutel in lokaler Betäubung entfernt wird. Nachdem die Haut abgeheilt ist, bildet der Körper an gleicher Stelle einen neuen, gesunden Schleimbeutel. Sie beugen einer späteren Entzündung vor, indem Sie jeden erneuten Druck auf Ferse und Achillessehne vermeiden.

Der Reizzustand der Achillessehne (Achillodynie)

Besonders lästige Beschwerden können Entzündungen der Achillessehne oder des Achillessehnengleitgewebes verursachen. Da die Achillessehne die Ferse bei jedem Schritt vom Boden abhebt, muß sie ein Mehrfaches unseres Körpergewichtes tragen. Wenn wir eine längere Strecke laufen oder intensiver Sport treiben, so setzen wir die Sehne kaum vorstellbaren Belastungen aus. Nehmen wir einen Extremfall: ein Läufer bereitet sich auf einen Marathon-Wettbewerb vor. Trainiert er dabei wöchentlich 100 km, so muß er mehr als 100 000 Schritte zurücklegen und jedesmal sein ganzes Gewicht unter großer Kraft vom Boden abheben. Überlastungsbedingte Reizzustände können sowohl an der Sehne, im Sehnengleitgewebe als auch am Übergang der Sehne in das Fersenbein entstehen (Abb. 24). Bei der Untersuchung ist die Achillessehne oder der Sehnenansatz stark druckschmerzhaft. Bei manchen Patienten ist das Sehnengleitgewebe geschwollen.

Liegt eine Entzündung der Achillessehne vor, so sollte auch an ein rheumatisches Leiden gedacht werden. Chronische Wirbelsäulenerkrankungen (BECHTEREWsche Erkrankungen) und andere rheumatische Entzündungen (Gicht, REITERsche Erkrankung) können Achillessehnenbeschwerden hervorrufen. Ergibt eine Blutuntersuchung keinen Hinweis für eine entzündliche Ursache, so muß man eine Überbelastung als Auslöser annehmen. Achillessehnenbeschwerden sollten möglichst rasch behandelt werden, da sie leicht in eine chronische und nur schlecht zu beeinflussende Verlaufsform übergehen.

Die Behandlung des Reizzustandes der Achillessehne (Achillodynie)

Voraussetzung jeder Therapie ist die Schonung der Achillessehne! Auch der engagierte Sportler wird für einige Zeit auf Langstreckenläufe und starke Beanspruchungen der Achillessehne verzichten müssen. Entstand die Achillodynie bei der Arbeit, so sollte versucht werden, bis zum Abklingen der Beschwerden auf einen körperlich weniger anstrengenden Arbeitsplatz zu wechseln. Wir können der Achillessehne ein ganzes Stück an Arbeit abnehmen, indem wir Schuhe mit einem leichten Absatz tragen. Bei Frauen ist das weniger problematisch. Aber auch auf Herrenschuhe läßt sich ohne Probleme eine Absatzerhöhung von einem halben Zentimeter anbringen. Einen günstigen Effekt haben Fersenkissen aus elastischen Materialien (z.B. Silikon), die die Ferse zusätzlich abpolstern. Über Nacht können kalte Umschläge (z.B. mit Enelbin-Paste, Consoliplast) gemacht werden. Besonders wirksam ist der therapeutische Ultraschall in niedriger Dosierung, den Sie von Ihrem Hausarzt oder Orthopäden verordnet bekommen. Einige Therapeuten empfehlen zusätzlich die gleichzeitige oder anschließende Anwendung einer Elektrotherapie. Hilfreich erweist sich manchmal eine Massage (Stäbchen-Quermassage) der Achillessehne. Die Behandlung erfordert vom Patienten viel Geduld. Eine Achillessehnenreizung kann über viele Monate anhalten, ohne daß dies gegen die Qualität des Arztes oder Masseurs spricht. Ein mehrfacher Wechsel des Behandlers bringt in der Regel keinen Erfolg. Bleiben alle erwähnten Maßnahmen ohne eine durchgreifende Besserung, so kann ein- oder zweimal die Infiltration einer geringen Dosis eines Kortisonpräparates in das Achillessehnengleitgewebe erwogen werden. Nach dieser Injektion ist eine konsequente Sportpause einzulegen, da das verabreichte Medikament die Belastbarkeit der Sehne mindern und einen Riß begünstigen kann. Nur wenn die Beschwerden weiterhin über einen längeren Zeitraum unerträglich bleiben, ist an einen operativen Eingriff zu denken. Das Sehnengleitgewebe wird eröffnet, Narben, entzündliches Gewebe und sichtbare Stoffwechselprodukte werden chirurgisch entfernt. Im Laufe der Zeit bildet der Körper ein neues und gesundes Gleitgewebe aus.

Sie können zur Linderung der Beschwerden und zum raschen Ausheilen beitragen, indem Sie Ihrem Körper genügend Zeit und Ruhe geben und bereit sind, für einige Monate auf eine andere Sportart umzusteigen. Dadurch erhalten Sie sich Ihre Kondition auch für die nächste Saison. So könnte ein Läufer zum Beispiel regelmäßig schwimmen oder radfahren. Der Wechsel ist allemal besser als das Durchhalten »koste es, was es wolle« mit einem am Ende doch unbefriedigenden Ergebnis.

Oberes und unteres Sprunggelenk

Die Arthrose des Sprunggelenkes

Das Sprunggelenk muß als das am weitesten unten liegende Gelenk bei jedem Schritt die gesamte Last unseres Körpers übernehmen. Schon die Hüfte ist in einer günstigeren Position, auf ihr lasten zwar Oberkörper und Becken, nicht jedoch die Beine. Oberes und unteres Sprunggelenk sind für ihre Aufgabe gut gerüstet. Die Knöchelgabel und die feste Bandführung garantieren eine gute Stabilität bei ausreichender Beweglichkeit. Zudem wird das obere Sprunggelenk überwiegend im Sinne einer Abrollbewegung und das untere Sprunggelenk ausschließlich durch eine seitliche Kippbewegung belastet. Trotz dieser sehr sinnreichen und aufeinander abgestimmten Funktionen der beiden Gelenke kann im Laufe des Lebens ein Gelenkverschleiß, eine Arthrose entstehen (Abb. 25). Die Beschwerden sind dabei unterschiedlich ausgeprägt. Zuerst leidet die Beweglichkeit. Der Fuß kann nicht mehr so stark gehoben oder gesenkt bzw. nach innen oder außen gekippt werden. Bis zu einem gewissen Grade ist das nicht weiter tragisch, der Fuß gleicht diese Bewegungseinschränkung aus und ist in der Lage, den Abrollvorgang beim Gehen normal auszuüben. Nimmt die Einschränkung zu oder entsteht auf der Grundlage der Gelenkabnutzung eine akute Entzündung, das heißt, geht die *ruhende Arthrose*

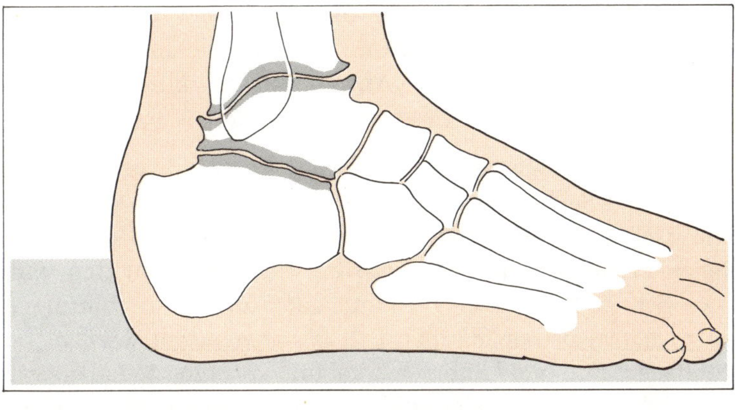

Abb. 25 Arthrose des oberen und unteren Sprunggelenks.

in eine *aktivierte Arthrose* über, dann können unerträgliche Schmerzen das Gehen stark beeinträchtigen.

Die Entstehung einer Arthrose wird durch verschiedene Einflüsse begünstigt. Neben Überbelastungen und Gelenkfehlstellungen spielen auch konstitutionelle Faktoren eine Rolle. Oftmals wird die Arthrose im Sprunggelenk von Arthrosen anderer, zum Beispiel der Fingergelenke (Heberden-Arthrose) begleitet.

Die Behandlung der Sprunggelenksarthrose

Ziel der Behandlung ist nicht die Beseitigung der Arthrose. Die Medizin hat bis heute noch kein Mittel gefunden, das spezifisch gegen die Arthrose wirkt. Es ist jedoch meistens möglich, die *entzündete, schmerzhafte Form der Arthrose* in einen beschwerdearmen Zustand, die *ruhende Arthrose* zu überführen. Sie sollten das entzündete Gelenk schonen und das Bein abends oder wenn möglich, während des Tages hochlegen. Es empfehlen sich kühle Umschläge. Ist die Entzündung etwas abgeklungen, so können Sie versuchen das Bewegungsspiel und die Belastbarkeit des Gelenkes mit eigenständigen Bewegungsübungen oder einer verordneten Krankengymnastik zu verbessern (s. S. 137).

Daneben haben sich die Elektrotherapie und die niedrig dosierte Ultraschallbehandlung bewährt. Auch die Dehnung der Gelenkkapsel verbunden mit einer leichten Massage bringt oftmals günstige Ergebnisse. Bei sehr akuten Beschwerden ist es sinnvoll, einige Tage ein Antirheumatikum (zum Beispiel Indometacin, Diclophenac) einzunehmen. Bleibt die Anwendungszeit kurz, so sind die Risiken gering zu veranschlagen (Magenbeschwerden, Allergien).

Der Orthopädie-Schuhmacher kann individuelle Veränderungen an den Schuhen vornehmen, die die Funktion verbessern. Durch eine kleine rollenförmige Sohlenerhöhung (Mittelfußrolle) wird das Gehen erleichtert. Ist die Arthrose weit fortgeschritten und bereitet jeder Schritt Schmerzen, so kann der Fuß und die Sprunggelenke in einem hohen orthopädischen Schuh ruhiggestellt werden. Der Schuh stabilisiert Fuß und Unterschenkel und verhindert, daß die verschlissenen und unebenen Gelenkflächen aneinander reiben und Schmerzen hervorrufen.

Die Behandlung der Arthrose des unteren Sprunggelenks folgt den eben dargestellten Grundsätzen. Bei ihr sollte zusätzlich eine Fußbettung durch eine Einlage aus Kork und Leder erfolgen.

Wenig aufwendig, aber im Erfolg unsicher, ist die Injektion von Medikamenten direkt in das Gelenk. Ziel der Spritzen ist die Anregung des Stoffwechsels und die Stimulierung körpereigener Heilungsvorgänge. In Frage kommen zum Beispiel homöopathische Substanzen, die aus Kochsalzlösung bestehen und mit Spurenelementen oder organischen Substanzen angereichert sind. Einen gänzlich anderen Wirkungsmechanismus besitzt das Kortison, das ebenfalls in das Gelenk gespritzt wird. Dieses stoppt den Entzündungsprozeß und kann die Arthrose kurzfristig in einen Ruhezustand überführen. Die positiven Wirkungen sind gegen das mögliche Risiko einer Gelenkinfektion abzuwägen, das zahlenmäßig sehr gering ist (1:15000).

Läßt sich durch die genannten Maßnahmen keine deutliche Linderung und Beschwerdefreiheit erreichen, so kann ein operativer Eingriff in Erwägung gezogen werden. Am oberen Sprunggelenk wird der Orthopäde oder Chirurg eine Gelenkspiegelung oder größere Eröffnung des oberen Sprunggelenks vornehmen. Hierbei werden Knorpelrauhigkeiten geglättet oder Knorpelknochenteilchen entfernt. Manchmal ist es auch notwendig, die Gelenkflächen anzubohren, um den Gelenkknorpel zur Regeneration anzuregen.

Entzündungen des oberen und unteren Sprunggelenkes

Unterschiedliche Erkrankungen können zu einer Entzündung des Sprunggelenks führen, die sich in den folgenden Symptomen äußern: Das Gelenk ist geschwollen, zum Teil gerötet. Meistens schmerzt es bei Belastung, je akuter die Entzündung ist, desto eher ist der Schmerz auch in Ruhe vorhanden. Die Beweglichkeit des Gelenkes ist eingeschränkt. Die Leistungsfähigkeit des Fußes wird durch den Entzündungsprozeß stark beeinträchtigt. Kommt ein Patient mit einer Gelenkschwellung in die Praxis, so werde ich ihn nach anderen Entzündungen oder Schwellungen fragen, um die Ursache zu finden. Ich möchte vor allem wissen, ob eine, den gesamten Körper betreffende

Erkrankung vorliegt. Gedacht werden muß an echtes entzündliches Gelenkrheuma, die *rheumatoide Arthritis,* an einen *akuten Gichtanfall, rheumatische Entzündungen, die begleitend bei Infektionskrankheiten* auftreten, und *eigenständige rheumatische Erkrankungen,* deren Ursachen wir bis heute nicht kennen (zum Beispiel die REITER*sche Erkrankung* bei der eine Gelenk-, Augen- und Harnröhrenentzündung vorliegt).

Am häufigsten ist der *akute Gichtanfall.* Er entsteht wenn der Abbau von Eiweißprodukten im Körper gestört ist oder über einen langen Zeitraum zu viel Fleisch konsumiert wurde (weitere Risikofaktoren: Übergewicht, Alkohol, Bewegungsmangel). Der Gichtanfall ist schmerzhaft, läßt sich aber gut behandeln und verschwindet rasch. Hinweise zur Behandlung erhalten Sie auf den Seiten 50–52.

Die infektbegleitende Gelenkentzündung und die rheumatoide Arthritis

Mit Gelenkschwellungen können Entzündungen, die im Rahmen eines Infektes, z. B. einer Grippe, einer Durchfallerkrankung oder einer Halsentzündung auftreten, einhergehen. Man nimmt an, daß es sich um ein immunologisches Geschehen handelt: Der Körper produziert Abwehrstoffe, die gegen Krankheitserreger gerichtet sind, sich aber gleichzeitig an die Innenhaut der Gelenke anheften. Hierdurch entsteht ein Reiz- und Entzündungszustand, der von der Gelenkhaut mit einer Verdickung und Flüssigkeitsproduktion beantwortet wird. Untersucht man das Blut, so findet man die Zeichen der akuten Entzündung (erhöhte Blutkörperchensenkungsgeschwindigkeit, Nachweis des Entzündungsfaktors C-reaktives Protein, z. T. Erhöhung der Zahl der weißen Blutkörperchen).

Für den Arzt stellt die akute infektbegleitende Gelenkschwellung ein besonderes Problem dar. Er kann dem Patienten nicht sagen, wie lange er an dieser Entzündung leiden wird. Auch ein echtes Gelenkrheuma kann so beginnen und die gleichen Veränderungen des Blutbildes hervorrufen. Er muß sowohl die Ursache der Infektionskrankheit als auch die Gelenkschwellung behandeln.

Bei der echten rheumatischen Gelenkentzündung, der rheumatoiden Arthritis handelt es sich um eine chronische, immunologisch vermittelte Erkrankung, deren Ursache wir nicht kennen. Die Gelenkinnenhaut entzündet sich und wächst auf den Knorpel über. Mit der Zeit wird das Gelenk zerstört. Eine Aussage über die Schwere der Erkrankung und ihre Entwicklung läßt sich am Beginn kaum machen. Jede rheumatoide Arthritis ist anders, neben »gutartigen« Erkrankungen stehen aggressive Verlaufsformen, die einer intensiven medikamentösen Behandlung bedürfen.

Die Behandlung der infektionsbegleitenden Gelenkentzündung und der rheumatoiden Arthritis

Die Entzündung der Gelenke kann mit antirheumatischen Medikamenten günstig beeinflußt werden. In Frage kommen zwei Stoffgruppen:

Nicht steroidale Antirheumatika

Hierzu gehören z.B. die Acetylsalicylsäure (ASS, Aspirin), Indometazin, Diclophenac und Piroxicam, die sich in ihrer Stärke, der Dauer der Wirksamkeit und der Nebenwirkungen (u.a. Magenbeschwerden, Allergien, Schwindel) unterscheiden.

Kortisonpräparate

Kortison, ein körpereigenes Hormon, das bei einer Vielzahl von Erkrankungen als Medikament eingesetzt wird, hemmt die Entzündung, ohne ihre Ursache zu beseitigen. Die immunologischen Vorgänge des Körpers werden gebremst. Diesem positiven Effekt stehen eine ganze Anzahl negativer Wirkungen gegenüber. Da unsere Abwehr gegen Krankheitskeime auf eben diesen immunologischen Mechanismen beruht, schwächt das Kortison unsere Abwehr. Nach längerer Anwendung können sich Gesichtsveränderungen, eine Verdünnung der Haut und eine Knochenentkalkung einstellen.

Trotzdem hat Kortison einen Platz in der Behandlung infektbegleitender und rheumatischer Entzündungen. Die Immunreaktion, die »sich an der falschen Stelle abspielt« wird gebremst. Bei der infektbegleitenden Gelenkentzündung erhält der Körper die Möglichkeit, die Erkrankung auszuheilen. Das Prinzip der Kortisonbehandlung lautet:

So wenig und kurz wie möglich, so lange und viel wie nötig. Eine »schrotschußartige Anwendung« ist abzulehnen.

Das *echte Gelenkrheuma, die rheumatoide Arthritis* bedarf in der Regel einer langfristigen medikamentösen Therapie. Neben den erwähnten zwei Medikamentengruppen, die auch hier zur Anwendung kommen, werden bei der rheumatoiden Arthritis auch die sogenannten *Basistherapeutika* eingesetzt. Es handelt sich um *Goldsalze, Chloroquin* und *D-Penicillamin,* die ihren antientzündlichen Effekt erst nach längerer Anwendung entfalten. Sofern Sie von einem echten Gelenkrheuma betroffen sind, sollten Sie die Einzelheiten der medikamentösen Therapie mit Ihrem Arzt besprechen.

Um das Gelenk von einer stärkeren Zerstörung zu schützen, kann die Gelenkinnenhaut bei der rheumatoiden Arthritis auf operativem Wege entfernt werden (Fachbegriff: *Synovektomie*). Die Erfahrungen sind sehr gut, allerdings ist der Eingriff am Sprunggelenk schwierig. Mit einem stationären Aufenthalt von zwei bis drei Wochen ist zu rechnen.

Gerade für Menschen die an einer rheumatoiden Arthritis erkrankt sind, ist es besonders wichtig, passende und bequeme Schuhe zu tragen. Der Orthopädietechniker baut den Konfektionsschuh für die besonderen Bedürfnisse des Patienten um und fertigt eine bettende Einlage an. Bei stärkerer Beeinträchtigung der Zehen und Mittelfußgelenke kann sich die Anfertigung eines orthopädischen Schuhs als notwendig erweisen.

Verletzungen des Fußes

Zehenprellung – Zehenbrüche

Die Ursache ist lapidar, wir laufen barfuß und treten dabei gegen ein Stuhlbein oder eine Treppenkante und verspüren einen heftigen Schmerz. Die Zehe schwillt an, wir können schlechter auftreten und laufen mehr auf dem Mittelfußköpfchen. Ein Schuh, der uns sonst gut gepaßt hat, ist nun nicht mehr ausreichend groß, am besten geht es noch mit Sandalen. Erst das Röntgenbild gibt uns darüber Aufschluß, ob es sich nur um eine Prellung und Stauchung, evtl. mit einer Überdehnung des Gelenkes, oder um einen Bruch handelt. Zehenbrüche sind die häufigsten Brüche, die beim Menschen vorkommen.

Auch wenn wir uns »nur« eine Zehe geprellt haben, dauert es nicht selten zwei bis vier, vielleicht auch sechs Wochen, bis der Fuß seine normale Funktion wiedergewonnen hat. Bei Zehenbrüchen ist der Heilungsverlauf langsamer, eine Schwellneigung kann für sechs, acht oder zehn Wochen, manchmal auch über ein Vierteljahr fortbestehen.

Die Behandlung von Zehenprellungen und Zehenbrüchen

Die Zehenprellung und der Zehenbruch werden durch Entlastung behandelt. Wir laufen instinktiv vorsichtig, indem wir mit der betroffenen Zehe nicht auftreten und sie beim Gehen anheben. Manchmal ist ein Dachziegelverband hilfreich. Hierzu werden schmale Heftpflasterstreifen dachziegelartig übereinander gelegt (Abb. 26). Eine völlige Ruhigstellung läßt sich damit nicht erreichen.

Während die Heilungsaussichten bei Brüchen, die nur den Schaft betreffen in der Regel sehr günstig sind, müssen Brüche des Großzehengrundgelenkes langfristig als problematischer beurteilt werden, sofern die Gelenkfläche beteiligt ist. Dies trifft häufig auf Fußballer zu, die beim Abschlag einen meißelförmigen Bruch des Großzehengrundgelenkes erlitten haben. Eine solche Verletzung sollte im Gips ruhiggestellt werden, in Ausnahmefällen kann auch eine operative Stabilisierung (Drahtspickung, Verschraubung) angezeigt sein. Heilen die Gelenkflächen nicht exakt zusammen, dann ist der Gelenkverschleiß vorprogrammiert. Längerfristig muß mit einer Einschränkung der

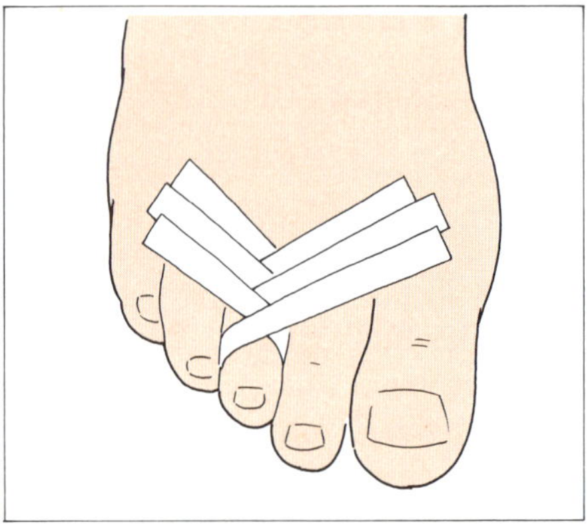

Abb. 26 Dachziegelverband bei Zehenbrüchen.

Beweglichkeit des Großzehengrundgelenkes, die das Gangbild beeinträchtigt (s. S. 43), gerechnet werden.

Verletzungen des Mittelfußes

Eine Mittelfußverdrehung bzw. -prellung oder ein Mittelfußbruch entsteht meist beim Umknicken des Fußes z. B. an der Bordsteinkante oder auf unebenem Boden. Je nach Schwere der Gewalteinwirkung werden die Bänder gezerrt bzw. überdehnt. Äußerlich sichtbar ist die Blutung in das umgebende Weichgewebe und eine Schwellung. Nicht selten brechen einzelne oder benachbarte Mittelfußknochen. Im Röntgenbild sieht man eine leichte bis mäßige Verschiebung und Verkürzung des betroffenen Mittelfußknochens (Abb. 27). Fast immer wird eine Gipsruhigstellung notwendig sein, die für vier bis sechs Wochen durchgeführt werden sollte. Danach ist es sinnvoll, für eine gewisse Zeit einen Pflasterzügel- oder elastischen Verband zu tragen, um das Fußgewölbe zu stützen. Die gleiche Aufgabe erfüllt eine nach Gipsabnahme angefertigte Einlage. In manchen Krankenhäusern wird auch für den unkomplizierten Mittelfußknochenbruch eine Operation empfohlen. Ich habe in Klinik und Praxis auch bei konservativer Behandlung nur gute Ergebnisse gesehen, so daß ich einen solchen Eingriff in den meisten Fällen für überflüssig halte und ihn nur bei einer außergewöhnlichen Schwere der Verletzung empfehlen würde.

Man muß wissen, daß nach Mittelfußverdrehungen und -brüchen noch lange Zeit mit Schwellungen zu rechnen ist. Die Schwellneigung kann durch die Verordnung von Kompressionsstrümpfen und eine Physiotherapie behandelt werden. Angezeigt sind je nach Verletzungsfolgen verschiedene Formen der Elektrotherapie, Ultraschall, Eistauchbäder, krankengymnastische Übungen und entstauende Massagen (Lymphdrainage). Selbst bei einem verzögerten Heilverlauf sind die Aussichten für eine vollständige Wiederherstellung günstig.

Brüche der Fußwurzel

Die Fußwurzelknochen können bei stärkster Gewalteinwirkung brechen oder sich aus dem Gelenkverband lösen, *luxieren*. Da Brüche und Luxationen der Keil- und Würfelbeine sowie des Kahn- und Sprungbeins selten sind, verzichte ich auf eine nähere Beschreibung. Die Schwere der Verletzung macht immer eine intensive Betreuung durch den behandelnden Unfallarzt erforderlich. In aller Regel wird nach der Einrichtung des Bruches bzw. der Luxation ein Gipsverband bis zur Ausheilung angelegt. Danach folgt eine krankengymnastische Behandlung.

Der Fersenbeinbruch

Größere praktische Bedeutung haben Brüche des Fersenbeins, die vor allem bei einem Sturz aus größerer Höhe auftreten. Das Fersenbein ist der hintere Pfeiler unseres Fußlängsgewölbes. Beim Sprung oder Sturz wirkt die Last des Körpers mit aller Macht auf das Fersenbein ein. Je nach Schwere des Sturzes oder Höhe des mißglückten Sprungs verformt sich das Fersenbein unterschiedlich stark. Der Gelenkwinkel, den Fersen- und Sprungbein miteinander bilden, und der für die Funktion von großer Bedeutung ist, kann sich umkehren (Abb. 27a, b). Durch die Verletzung entsteht eine Schwellung und nicht selten eine Verkürzung des Fersenbeins. Der Bruch wird von starken Schmerzen begleitet. Leider ist die Behandlung der komplizierten Fersenbeinbrüche bis heute unbefriedigend, da sie Gehfähigkeit langfristig beeinträchtigen können. Bleiben nach Ausheilung des Bruches Un-

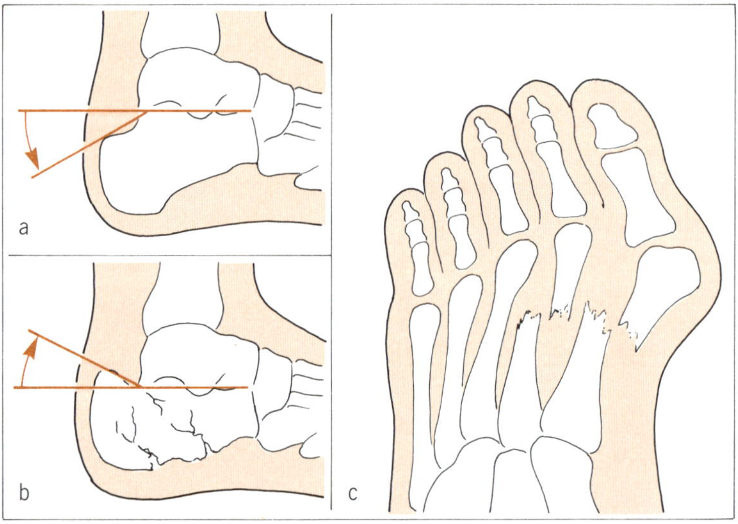

Abb. 27 a) Unverletztes Fersenbein mit normalem Gelenkwinkel. b) Fersenbeinbruch mit aufgehobenem Gelenkwinkel. c) Mittelfußknochenbrüche.

ebenheiten in den Gelenkflächen von Sprung- und Fersenbein bestehen, so entwickeln sich leicht schmerzhafte Reizzustände mit deutlicher Beeinträchtigung der Belastbarkeit des Fußes.

Die Behandlung des Fersenbeinbruchs

Der Fersenbeinbruch kann konservativ und operativ behandelt werden: Bei der konservativen, funktionellen Therapie wird auf eine Gipsruhigstellung verzichtet, der Patient darf bereits nach wenigen Tagen den Fuß bewegen, um so das Gelenk möglichst bald an eine normale Funktion »zu gewöhnen«. Bei stärker verschobenen Brüchen wird man einen operativen Eingriff durchführen und hier die Bruchfragmente anheben, um sie zu verschrauben oder mit festen Drahtstiften »aufzufädeln«.

War die Gelenkfläche durch den Bruch stärker in Mitleidenschaft gezogen, so ist längerfristig mit der Ausbildung einer Arthrose im unteren Sprunggelenk zu rechnen. Nicht immer ist die Anfertigung von Maßeinlagen zur Stützung des Fußgewölbes ausreichend. Bleibt die

Beweglichkeit im unteren Sprunggelenk nach der Abheilung schmerzhaft eingeschränkt und ist das Gehen auf unebenem Boden stark beeinträchtigt, so sollten orthopädische Maßschuhe angefertigt werden, die das untere Sprunggelenk ruhigstellen. Als Alternative ist eine operative Versteifung dieses Gelenkes möglich. Nach der Operation kann auf orthopädische Schuhe verzichtet werden, da die Ausschaltung der Bewegung den vom unteren Sprunggelenk verursachten Schmerz beseitigt. Der Nachteil des Operationsverfahrens, das zu einer Beeinträchtigung der Anpassungsfähigkeit des Fußes an Unebenheiten führt, wird man wegen der Befreiung von quälenden Schmerzen leicht in Kauf nehmen.

Verletzungen des oberen Sprunggelenks

Jeder von uns ist schon einmal im Knöchel umgeknickt. Wir kennen das Gefühl: Es tritt ein heftiger Schmerz auf, der einige Stunden später von einer deutlichen Schwellung vor und unterhalb des Außenknöchels begleitet wird. Je nach Schwere kann der Innenknöchel und das untere Sprunggelenk in die Verletzung miteinbezogen sein. Wir humpeln für einige Tage, vielleicht auch zwei oder drei Wochen, bis eine deutliche Besserung und Linderung eintritt. Der Bluterguß verfärbt sich von Blau über Grün zum Gelb und wandert langsam zum Vorfuß. Die Hauptfrage, die sich bei einer solchen, überaus häufigen Verdrehung des Sprunggelenks für den Arzt stellt, ist, ob die Bänder des Gelenkes an- oder sogar durchgerissen sind. Die Knöchelgabel sichert die Beweglichkeit und garantiert zugleich eine maximale Stabilität. Damit sie ihre Aufgabe erfüllen kann, wird sie an der Innenseite vom Deltaband und an der Außenseite von drei miteinander verwachsenen Bändern gehalten. Am häufigsten entsteht ein Teilanriß von einem oder zweien der Bänder, die vom Außenknöchel zum Sprung- bzw. Fersenbein ziehen. Unbehandelt kann aus einer solchen Verletzung eine dauerhafte Instabilität entstehen, die zu immer neuen Verstauchungen führt. Um eine sachgerechte Behandlung einzuleiten, sollten Sie, sofern Sie stärker umgeknickt sind, einen Orthopäden oder Chirurgen aufsuchen, der ein Röntgenbild anfertigt, um kleiner Knochenausrisse erkennen zu können. Daran wird sich eine sogenannte »gehaltene Aufnahme« anschließen, bei der das Fersenbein mit der Hand des

Arztes oder einem speziellen Gerät aus der Knöchelgabel herausgedreht wird. Läßt sich das Sprungbein aus dem Gelenk »herausdrehen«, so ist davon auszugehen, daß ein Bandriß vorliegt.

Wurde die Verletzung nicht erkannt oder übergangen, dann kann sich eine chronische Instabilität des oberen Sprunggelenkes entwickeln. Die Patienten berichten, daß sie häufig ohne eigentliche Ursache umknicken und sich kaum trauen, auf unebenem Boden oder ohne hohe Schuhe zu laufen. Reicht eine äußere Stabilisierung mit einem Knöchelstützsöckchen nicht aus und besteht eine echte Gangunsicherheit, so wird man zu einer bandplastischen Operation (Rekonstruktion der Knöchelbänder durch körpereigene Sehnen) raten, mit der die Stabilität des Gelenkes wiederhergestellt wird.

Die Behandlung der Verletzungen des oberen Sprunggelenks

Ist die Gelenkkapsel nur überdehnt und liegt keine Bandverletzung vor, dann sollten Sie den Fuß in den ersten Tagen möglichst schonen und zeitweise hochlegen. Kühle Umschläge mit Wasser oder einem Alkohol-Wasser-Gemisch tragen zur Abschwellung bei. Heparinsalben und -Gels beschleunigen die Aufsaugung des Blutergusses. Durch die Wicklung mit einer elastischen Binde oder einem Klebeverband erhält das Gelenk zusätzlich Stabilität, die Schmerzen verschwinden schneller.

Sind die Knöchelbänder gerissen, so kommt man mit der elastischen Wicklung, dem Hochlegen und Kühlen nicht mehr aus. Ihr Arzt wird Ihnen eine mehrwöchige Ruhigstellung und möglicherweise eine Operation empfehlen. Die Bänder und die Gelenkkapsel brauchen etwa sechs Wochen um zu verheilen. Die traditionelle Ruhigstellung besteht aus einem Gipsverband, der für zwei Wochen als Liegegips und nachfolgend vier Wochen als Gehgips angelegt wird. Alternativ dazu kann je nach Schwere der Verletzung auch eine kürzere Ruhigstellung in einer Gipsschiene erfolgen, an die sich bis sechs Wochen nach dem Unfall eine konsequente Behandlung mit Pflasterzügelverbänden (Tape-Verbänden) anschließt. Hierbei wird die Beweglichkeit des Fußes weniger stark eingeschränkt, gleichzeitig aber ein erneutes Umknicken verhindert. In den letzten Jahren sind orthopädietechnische Hilfsmittel zur Ruhigstellung des oberen Sprunggelenkes auf den Markt gekommen.

Von den Sanitätshäusern werden eine Vielzahl unterschiedlicher Bandagen und Spezialschuhe angeboten, die alle nur eine Aufgabe haben: Das Sprunggelenk zu entlasten und eine Heilung der Knöchelbänder zu ermöglichen. Von der operativen Naht der Knöchelbänder *als Routinemaßnahme* ist man abgekommen. Bei schweren Verletzungen oder bei Leistungssportlern kann auch heute noch eine Operation angezeigt sein. Hierbei werden die Knöchelbänder durch einen kleinen Schnitt freigelegt und miteinander vernäht. An die Operation schließt sich eine sechswöchige Ruhigstellung, in einem Gipsverband oder – nach Abheilen der Wunde – in einem Spezialschuh an.

Allgemeine Aussagen über die Anwendung der vielfältigen Methoden lassen sich nicht machen. Jeder Patient muß von dem behandelnden Arzt individuell beraten und behandelt werden. Dabei ist auf die zukünftige Beanspruchung (Sport, Beruf) Rücksicht zu nehmen. Ein Trost bleibt: Egal welches Behandlungsverfahren angewandt wird, die Ergebnisse sind zu 90% sehr gut.

Der Knöchelbruch

Knicken wir ungünstig um, so kann das Sprungbein mit einer solchen Gewalt aus der Knöchelgabel herausgedreht werden, daß Innen-, Außen- oder sogar beide Knöchel brechen. Manchmal reißen auch die Bänder, die die Verbindung zwischen Schien- und Wadenbein sichern und der Knöchelgabel den Halt geben (Abb. 28). Die Diagnose *Knöchelbruch* oder *Sprunggelenkverrenkungsbruch* sagt alleine wenig über die Heilungsaussichten und die Schwere der Verletzung aus. Hierzu muß man wissen, wie der Bruch verläuft und ob zusätzlich Bänder verletzt wurden. Es läßt sich auch auf den ersten Blick nicht immer erkennen, ob es sich um einen Bruch oder um eine Verstauchung handelt. Es ist zum Beispiel denkbar, daß nur ein kleiner, haarnadelfeiner Riß durch Innen- oder Außenknöchel läuft, in diesem Fall ist der Patient noch in der Lage, mit dem verletzten Bein unter Schmerzen zu gehen. Ich selbst habe in der Praxis Patienten behandelt, die 14 Tage mit einem gebrochenen Knöchel herumliefen, bevor sie zu mir kamen. Die Heilungsaussichten sind in einem solchen Fall natürlich ungünstiger, als bei sofortigem Behandlungsbeginn. Andererseits werden schwere Brüche mit Verschiebungen und Fehlstellungen

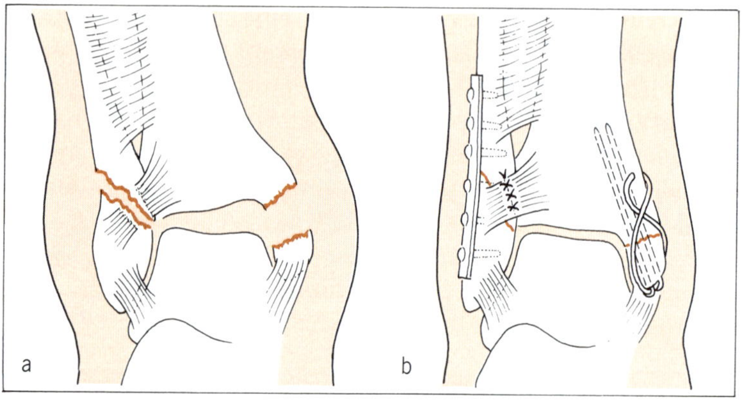

Abb. 28 a) Komplizierter Knöchelbruch (Bruch des Innen- und Außenknöchels und Riß des Bandes zwischen Schien- und Wadenbein).
b) Zustand nach operativer Rekonstruktion mit Schrauben, Platten, Drähten und Bandnaht.

bereits vom Patienten erkannt. Der Verletzte klagt über stärkste Schmerzen, er wird direkt in ein Krankenhaus eingeliefert. Das Röntgenbild sichert die Diagnose: Sprunggelenkverrenkungsbruch.

Die Behandlung des Knöchelbruchs

Während bis vor einigen Jahrzehnten noch eine manuelle Einrichtung und Gipsruhigstellung die bevorzugte Therapie war, wird man heute einen Knöchelbruch, der eine stärkere Verschiebung der Bruchteile aufweist, meistens operativ behandeln. Im Operationssaal wird der Chirurg den gebrochenen Knöchel freilegen und sich ein exaktes Bild über die Verletzungsfolgen machen. Dann wird er die Knochenteile mit speziellen Schrauben und Nägeln wieder so zusammenfügen, daß weder Stufen in der Gelenkfläche , noch eine Verbreiterung der Knöchelgabel bestehen bleiben (Abb. 28b). Begleitende Bandverletzungen werden genäht. Danach legt der Operateur bis zur Wundheilung einen Liegegips an, mit dem der Patient unter Benutzung von zwei Unterarmgehstützen ohne Belastung aufstehen darf. Nach etwa acht bis zehn Wochen ist der Knöchelbruch soweit verheilt, daß der Fuß die Last des Körpers wieder aufnehmen kann.

Risse oder wenig verschobene Brüche von Innen- und Außenknöchel lassen sich sehr gut konservativ, das heißt, ohne Operation behandeln. Falls notwendig, wird der Knochen unter Betäubung gerichtet und danach ein gut sitzender Gips angelegt. Ist das Ergebnis günstig und die Verletzung nicht allzu schwer, so kann der Patient bereits nach wenigen Tagen im Gehgips belasten und unter Umständen seine Arbeit wieder aufnehmen. Der Gips wird sechs bis acht Wochen belassen. An die Gipsruhigstellung oder den operativen Eingriff wird sich eine Krankengymnastik anschließen, die den Bewegungsumfang im Laufe der Zeit verbessert.

Dank der erheblich verfeinerten Therapie haben Knöchelbrüche heute ihren Schrecken verloren. In den allermeisten Fällen wird eine vollständige Wiederherstellung der Funktion des Sprunggelenkes zu erreichen sein.

»Schöne Schuhe – gesunde Füße?« Worauf Sie beim Schuhkauf achten sollten

Schon beim Frühstück flattern uns mit der Morgenzeitung die Hochglanzprospekte der Schuhgeschäfte auf den Tisch. Sie geben uns einen Vorgeschmack von den Auslagen in den Schaufenstern. Es macht Freude, an den Schuhläden vorbeizugehen und das geschmackvolle Design der Schuhe zu betrachten. Im Frühjahr und Herbst sind die Farben schon auf die kommende Saison abgestellt, die verarbeiteten Leder passen zueinander. Ob mehr schlicht oder extravagant, die Schuhhersteller haben nicht nur den Fuß, sondern auch das Auge und unser ästhetisches Empfinden im Blick. Sie haben erkannt, daß wir unsere Schuhe nicht mit den Füßen sondern unseren übrigen Sinnen und dem Kopf kaufen.

Bevor wir uns die Schuhe näher ansehen, sollten wir uns mit den Wünschen und Vorstellungen, die wir selbst von der Fußbekleidung haben, näher befassen. Wahrscheinlich hatte der Inhaber eines Schuhgeschäftes recht, der mir auf die Frage nach der Form- und Paßgerechtigkeit der Schuhe antwortete, daß der Schuhmarkt das anbiete, was die Verbraucher und Verbraucherinnen wollten. Ja, wie sieht für uns ein schicker Schuh aus?

Bei den Herrenschuhen ist das nicht allzu problematisch, »Mann« trägt Schuhe, die zum Anzug passen sollen, gedeckt, zurückhaltend, »konservativ« oder, in der Freizeit, Turn- und Sportschuhe, bei denen sich der Fuß so richtig entspannen kann. Denn mit diesen Schuhen soll ja gejoggt, gelaufen, gewandert, im Garten gearbeitet oder spazierengegangen werden. Im Sommer ist die Entscheidung noch leichter, die Sandalen lassen Luft an den Fuß und engen ihn kaum ein. Wer sich leisten kann, greift auch etwas tiefer in die Tasche und kauft sich Schuhe, bei denen sich das Besohlen noch lohnt. Inzwischen ist selbst zum dunklen Anzug der schwarze Gesundheitsschuh erlaubt, der vorne breiter wird und die kleine Zehe beim ersten Anprobieren nicht mehr drückt. Die Männer haben es einfach. Aber vielleicht liegt es auch daran, daß sie nicht erwarten, daß eine mögliche Verehrerin sie von Fuß bis Kopf mustert und ihr Gesamturteil nach der Betrachtung von Rücken, Beinen und Po fällt. Frauen haben eben Köpfchen.

Dafür sind die Schuhe der Damen schöner. Sie sind farbig, bunt, wechseln die Farben wie die Bäume ihr Laub im Herbst und haben eine Tendenz zur Stromlinienform, vorne spitz, zum Mittelfuß hin nur wenig breiter werdend, um die Ferse wieder eng zu umschließen. Sie umhüllen den Fuß nur gerade so weit, wie nötig, der Spann wird meist freigelassen, man schlüpft in die Schuhe hinein. Dank der Nylonstrümpfe gleitet der Fuß auch in dem schmalsten Schuh, Socken oder Strümpfe sind überflüssig, sie würden den Fuß nur auftreiben und sie passen nicht zum modischen Erscheinungsbild. Soll der Schuh schick sein und die Weiblichkeit betonen, so darf ein Absatz nicht fehlen. Ein solcher Schuh ergänzt das Kleid. Er führt dazu, daß die Konturen der Waden besser hervortreten und die Knie leicht nach vorne gehen, während die Muskeln des Pos unwillkürlich angespannt werden. Die Figur wird betont. In männlichen Augen sicher kein Nachteil. Der Gang wird graziler, die Schritte tastend, gesetzter. »Frau« kann nicht mehr so schnell laufen, ihr optisch für das männliche Auge nun sehr anziehendes Erscheinungsbild schränkt ihre eigene Beweglichkeit deutlich ein. Betrachtet man eine Dame beim Gehen und schaut nicht auf den ganzen Körper, sondern nur auf die Schuhe, so wird man erkennen, daß der Fuß auf einem Stöckelabsatz beim Gehen wenig Ruhe hat. Beim Aufsetzen des Absatzes müssen die Wadenmuskeln stark angespannt werden, der Fuß kann nicht richtig abrollen, er knickt leicht nach links und rechts, bis das ganze Gewicht auf dem Vorfuß ruht. Eigentlich läuft »Frau« in hohen Schuhen überwiegend auf dem Vorfuß. Auf die Höhe des Absatzes und seine Bedeutung gehe ich auf den Seiten 113–115 ein.

Doch zurück zu unseren Vorstellungen vom schönen Schuh. Der Frauenschuh soll vor allem einen grazilen schlanken Fuß machen, die Damen sollen beim Laufen »schweben«. Das Bodenständige, der Kontakt zur Realität, Standfestigkeit, das sind Eigenschaften, die »man« vom Mann verlangt und die sich auch in seinen Schuhen widerspiegeln. Die Frau soll eher das ästhetische Ideal verkörpern, die schöne Form, hinter der die Funktion zurückzustehen hat. Schuhe für das *(männliche)* Auge?

Vielleicht erscheint Ihnen das etwas übertrieben, aber ich glaube die Tendenz stimmt. Je mehr Gedanken ich mir über die Unterschiede in der Schuhmode mache, desto deutlicher wird mir, daß es bei den Schuhen nicht nur um ein Bekleidungsstück, sondern einen Teil unserer Kulturgeschichte geht. Beim Gang in den Schuhladen um die Ecke kaufen wir nicht nur Bekleidung für die Füße, sondern schleppen neben den neusten ästhetischen Idealen, die sich in Modezeitschriften widerspiegeln, eine Jahrtausende alte Kulturgeschichte mit uns herum. Ich möchte nicht unsere Vorstellungen mit einem erhobenen Zeigefinger kritisieren, sondern eher den Blick schärfen. Nicht jeder möchte den ganzen Tag Körnerbrot essen und Milch trinken, Weißbrot, Käse und Rotwein ist auch ganz schön, wenngleich nicht so gesund.

Doch zurück zu unserem Schuhgeschäft. Ich habe den Laden betreten, äußere meine Wünsche und die freundliche Verkäuferin schleppt mir drei, vier Paar an. Zwei davon gefallen mir aus optischen Gründen nicht. Die anderen beiden probiere ich an. Die Dame hilft mir mit dem Schuhlöffel, ein bißchen müssen wir schon drücken, um hineinzukommen. Nun noch den zweiten Schuh und ich laufe Probe. Eigentlich sitzt er ganz gut, er drückt ein bißchen an der großen und an der kleinen Zehe, aber der Schuh ist ja neu, er wird sich einlaufen. Um nicht gleich den ersten Besten zu nehmen, probiere ich noch drei, vier andere Schuhe, die auch nicht schlecht sind. Aber ich bleibe beim ersten. Der Schuh hat mir so gut gefallen, daß ich ihn gleich anziehe und meine alten Schuhe im Karton mit nach Hause nehme. Bereits im Laufe des Nachmittags merke ich, daß die Schuhe etwas drücken. Die mittleren Zehen werden auf beiden Seiten etwas taub, dieses Gefühl verschwindet jedoch, nachdem ich die Füße ohne Schuhe unter dem Schreibtisch bewegen kann. Als ich abends nach Hause komme, stelle ich fest, daß ich Druckstellen am vorderen Anteil der großen Zehe und über der kleinen Zehe habe. Es ist keine richtige Blase, aber wenn man sie anfaßt, ist die Haut deutlich wärmer als die der anderen Zehen. In den nächsten Tagen habe ich es immer wieder versucht, aber das Leder wollte sich nicht recht weiten. Inzwischen bekam ich doch noch eine Blase über der Außenseite – und eine Druckstelle unter der kleinen Zehe. Wenn ich den Schuh abends auszog, hatte ich Schmerzen am Nagel der großen Zehe, da das vordere innere Ende des Nagelbetts gegen den Nagel gedrückt wurde. In den kommenden zwei Wochen versuchte ich es noch mehrfach, nachdem sich die Füße in den anderen

Schuhen wieder erholen konnten. Aber es blieb dabei. Ich hatte mich beim Schuhkauf von der schönen Form und dem modischen Aussehen leiten lassen. Meinen Füßen mochte ich diese Schuhe nicht mehr zumuten. Zum Glück hatte der Sohn meines Nachbarn schmälere Füße, so daß ich sie ihm mit gutem Gewissen schenken konnte. Ich machte mich also wieder auf den Weg, ging in das Schuhgeschäft und versuchte ein anderes Paar Schuhe zu bekommen. Dabei berichtete ich der Verkäuferin über meine Erfahrungen. »Ja«, sagte sie, »Sie hätten feuchte Strümpfe anziehen sollen und eventuell die Schuhe zum Weiten zum Schuhmacher geben müsssen, denn, denken Sie daran, wenn Sie immer weite Schuhe tragen, wird Ihr Fuß breiter, und irgendwann passen Sie gar nicht mehr in die Schuhe hinein«. Ich versuchte, mit ihr zu diskutieren, aber einen großen Erfolg hatte ich nicht. Am Ende fand ich doch noch Schuhe, die mir paßten und meinen Fuß nicht mehr einengten.

In der Praxis habe ich die Erfahrung gemacht, daß Patienten, die drückende Schuhe nicht mehr anziehen, in der Minderheit sind. Dem Argument, daß ein neuer Schuh drücken darf und sich der Fuß in einem weiten Schuh immer mehr verbreitert, wird Glauben geschenkt. Anders kann ich mir die vielen Druckstellen über den Zehen, die Hammerzehen, die X-Zehe *(Hallux valgus)* und die Entzündungen des Ballens nicht erklären. Vor allem Frauen kaufen ihre Schuhe zu kurz, zu spitz und zu schmal.

Wie schwierig es ist geeignete Schuhe zu finden, sehen wir, wenn wir mit unseren Kindern Schuhe kaufen. Ich habe mit meiner Tochter schon zehn und fünfzehn Paar Schuhe anprobiert, weil sie immer wieder sagte: »Die drücken, sie sind zu eng, darin kann ich nicht laufen.« Wir sollten die Klagen der Kinder nicht als Nörgelei abtun. Nur der geringere Teil der angebotenen Schuhe ist für den durchschnittlichen menschlichen Fuß geeignet. Allenfalls Lilliputaner können sie klaglos tragen. Kinder haben sich ein sehr feines Gespür für ihren Körper erhalten und sagen »wo ihnen der Schuh drückt«. Bei ihnen sind eher die alten Schuhe ein Problem: Wenn sie Schuhe einmal eingelaufen haben, trennen sie sich nicht gerne von ihnen, weil sie sie »so bequem« finden. Da sie den Schuh gewöhnt sind, bemerken sie nicht, wenn er zu eng wird und dadurch eine unnatürliche Beugung der Zehen oder eine X-Zehe begünstigt wird. Als Eltern müssen wir die Schuhe und die Füße der Kinder regelmäßig kontrollieren, um eine Schädigung zu vermeiden. Mehr darüber finden Sie im Kapitel über den kindlichen Fuß (s. S. 98).

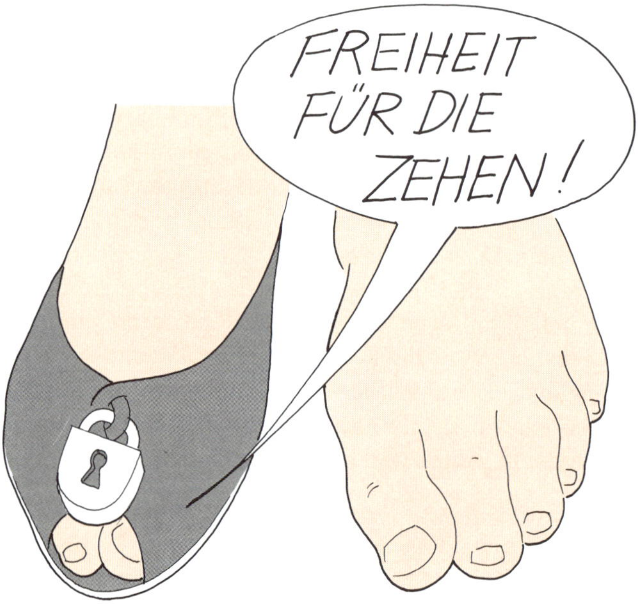

Abb. 29b »Die Konsequenz« (nach Regenspurger).

Kommt eine Patientin oder ein Patient mit Beschwerden oder Schmerzen, die offensichtlich durch zu enge Schuhe hervorgerufen wurden (Abb. 29a. Farbtafel 2, nach S. 96), dann versuche ich die Ursache zu erklären. Ein typisches Gespräch verläuft etwa so:

»Frau Meier, ich glaube, daß Ihre Schmerzen von den Schuhen ausgelöst werden, sie sind zu eng. Das Oberleder drückt gegen die Zehen, dadurch müssen Sie sie einkrümmen. Die Zehen verlieren ihre Beweglichkeit, im Laufe der Zeit entstehen Hühneraugen.«

»Herr Doktor, das kann gar nicht sein, das sind doch die bequemsten Schuhe, die ich habe. Die Schuhe drücken mich wirklich nicht.«

In einer solchen Situation bin ich in einer schwierigen Lage, da es wahrscheinlich tatsächlich die weitesten Schuhe der Patientin sind und ich ihr auch nicht zu nahe treten möchte, denn Geschmacks- und moralische Fragen sind nicht in einer Arztpraxis zu diskutieren. Ich versuche aber doch Verständnis dafür zu wecken, daß der Fuß auch ein Recht auf »freie Entfaltung« haben sollte (Abb. 29b). Ich bitte die Dame sich auf ein Blatt Papier zu stellen und umfahre ihren Fuß mit einem Bleistift. Dann stelle ich den Schuh auf das Papier und markiere den Umriß in einer zweiten Farbe. Ich argumentiere:

»Frau Meier, sehen Sie, Ihr Vorfuß ist an der breitesten Stelle 9 cm breit, Ihr Schuh jedoch nur 7,5 cm. Der Fuß wird auf diese Weise stark eingeengt, er wehrt sich durch die Schmerzen.«

So recht glauben kann mir die Patientin immer noch nicht, aber sie sieht deutlich den Unterschied zwischen ihrem Fuß und dem viel zu kleinen Schuh. Ich gebe ihr die Zeichnung mit und empfehle ihr, die sie drückenden Schuhe auszusortieren. Sie möge sich doch bitte nicht von dem Schuhverkäufer erzählen lassen, daß ihre Füße beim Tragen weiter Schuhe breiter würden. Das ist ein genauso grotesker Unsinn wie die Annahme, daß sich die Taillen unserer Körper verbreitern, wenn wir keine Schnürbrüste tragen, die vor 200 Jahren allgemeine Mode waren.

Nur ein bequemer Schuh ist ein guter Schuh – oder: Wie soll ein Schuh aus orthopädischer Sicht beschaffen sein?

Er soll bequem sein, er darf nicht drücken, weder an der Ferse noch an den Zehen. Während die Ferse im geschlossenen Schuh bündig sitzen sollte, kann das Fußlängsgewölbe durch eine kleine Anhebung gebettet werden. Lauf- oder Wanderschuhe sollten den Mittelfuß umfassen und Halt geben. Am ehesten wird dies bei Schnürschuhen der Fall sein. Die größten Mängel weisen die angebotenen Schuhe am Vorfuß auf. *Unser Fuß läuft nicht spitz zu.* Er wird bis in Höhe der Köpfchen der Mittelfußknochen deutlich breiter und verläuft von dort an der Großzehe fast ohne eine Abweichung nach außen gerade bis zur Spitze der großen Zehe. Die Zehen zwei bis fünf beschreiben in ihrer äußeren Kontur eine leicht ovale Kurve, die sich bis zum Ende der großen Zehe fortsetzt. Der Schuh muß sich nach dem Fuß richten. Das bedeutet, er darf weder den Mittelfuß noch die Fußzehen in irgendeiner Weise einengen (Abb. 30). Die Fußzehen müssen in der Höhe Spiel haben. Wir sollen die Zehen im Schuh anheben, senken und einkrallen können. Zwischen den Spitzen der Fußzehen und dem Oberleder muß ausreichender Platz vorhanden sein. Auf diese Weise werden die Fußzehen mit Sicherheit vor Druck geschützt. Früher gab es in manchen Schuhhäusern ein Röntgengerät, auf das Kunden mit ihren neuen Schuhen gestellt wurden. Man konnte dann sehr genau sehen, wie Fuß und Schuh zusammenpaßten. Ich erinnere mich noch, in der Kindheit damit durchleuchtet worden zu sein. Aufgrund der extremen Strahlenbelastung sind sie bereits in den50er Jahren aus den Schuhgeschäften verschwunden. Bei Kindern ist die Messung der Füße mit einem einfachen Gerät, einer verfeinerten Meßlatte möglich. Mit ihr kann sowohl die Länge, als auch die Breite des Fußes festgestellt werden, um einen paßgerechten Schuh auszuwählen (s. S. 105).

Von der Fußform entspricht der abgebildete Schuh allen Anforderungen. Die Ferse ist gut gefaßt, die Zehen haben ausreichend Raum. Bereits beim Anprobieren läuft man ohne jede Beeinträchtigung. Das gleiche gilt auch für viele Gesundheitssandalen oder andere Gesundheitsschuhe.

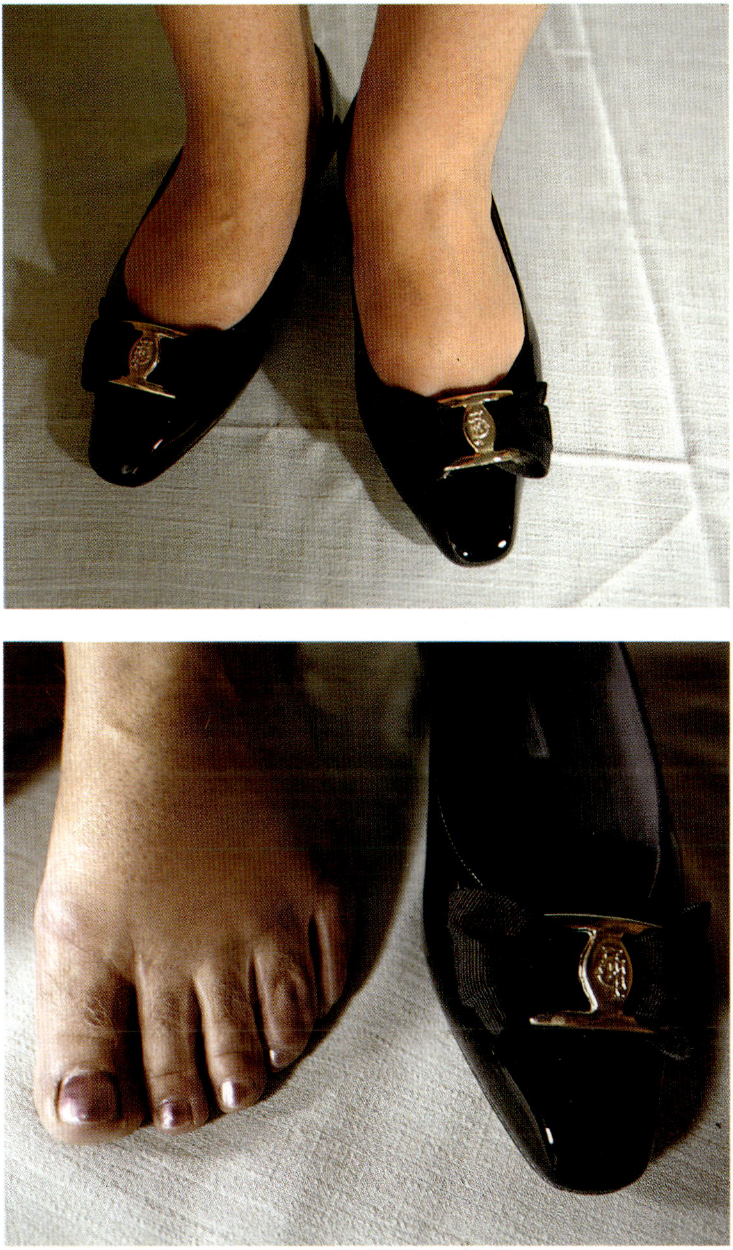

Abb. 29a Schmerzen und Hühneraugen sind die Reaktion unserer Füße auf zu schmale und zu kurze Schuhe (s. Seite 94).

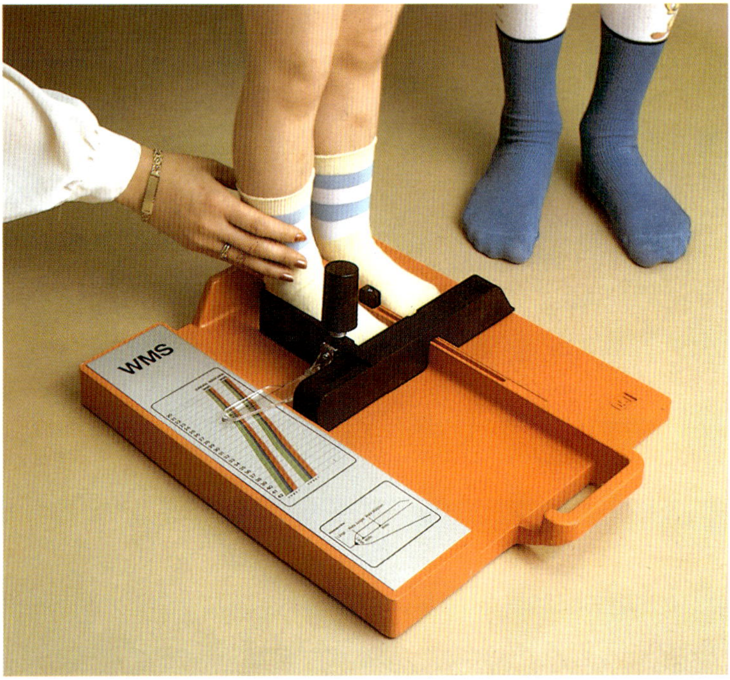

Abb. 32 Das WMS Fußmeßgerät erleichtert den Einkauf passender Schuhe für Kinder (s. Seite 105).

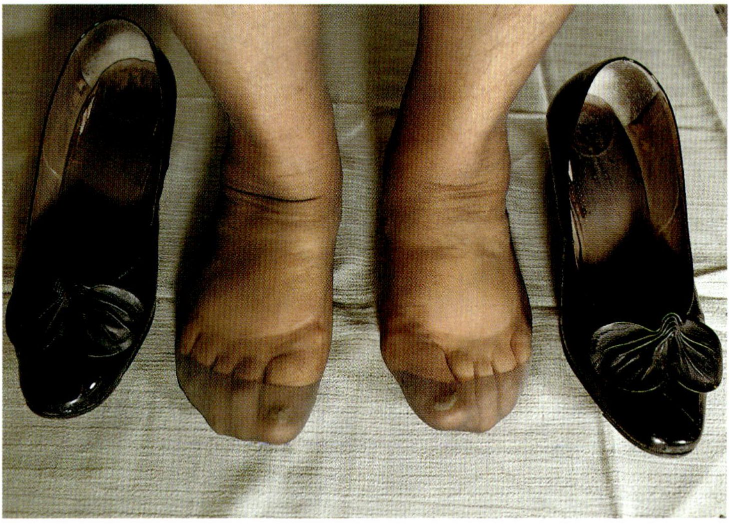

Abb. 33 »Geschwollene Beine, müde Füße« (s. Seite 107).

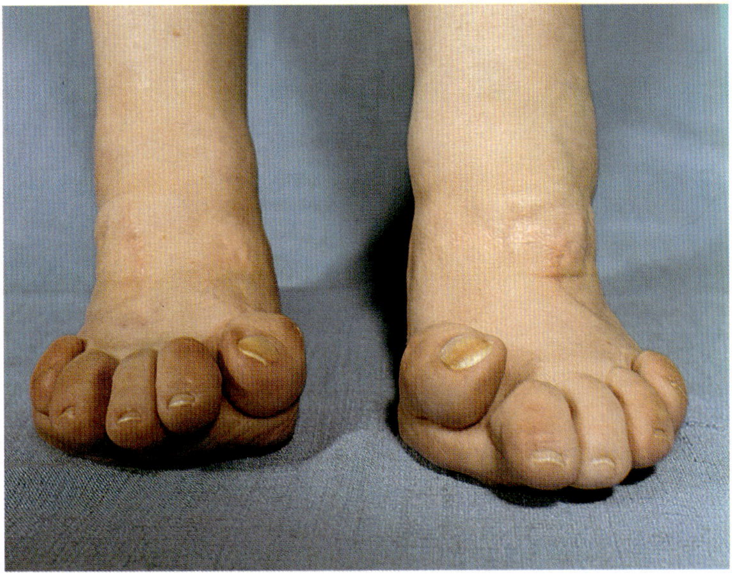

Abb. 36 a

Abb. 36 b
Beschwerdefrei laufen
– trotz schwerer Fußfehlbildung
(s. Seite 120).

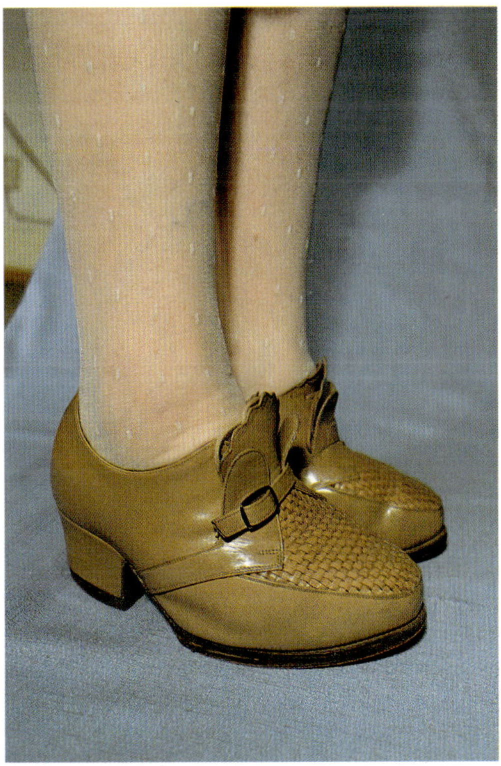

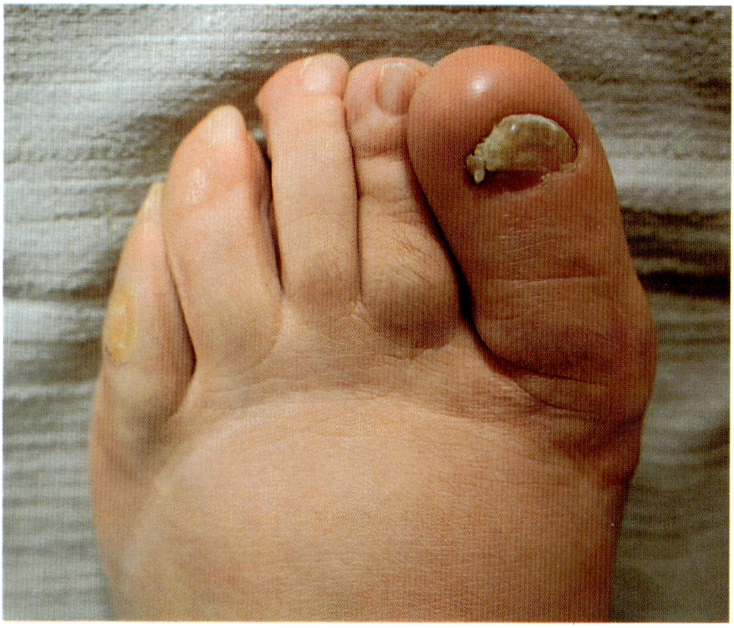

Abb. 37 Zu enge Schuhe begünstigen neben Hühneraugen und Zehenfehlstellungen auch die Entstehung von Fuß- und Nagelpilz (s. Seite 129).

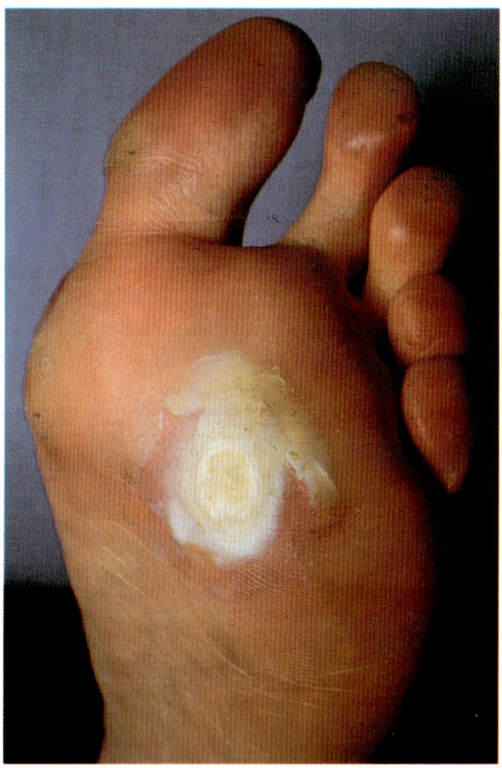

Abb. 39 Unter dem Köpfchen des 3. Mittelfußköpfchens hat sich eine Dornwarze gebildet. Sie wurde bereits mit einer Salizylsalbe behandelt – die Therapie muß fortgesetzt werden (s. Seite 127).

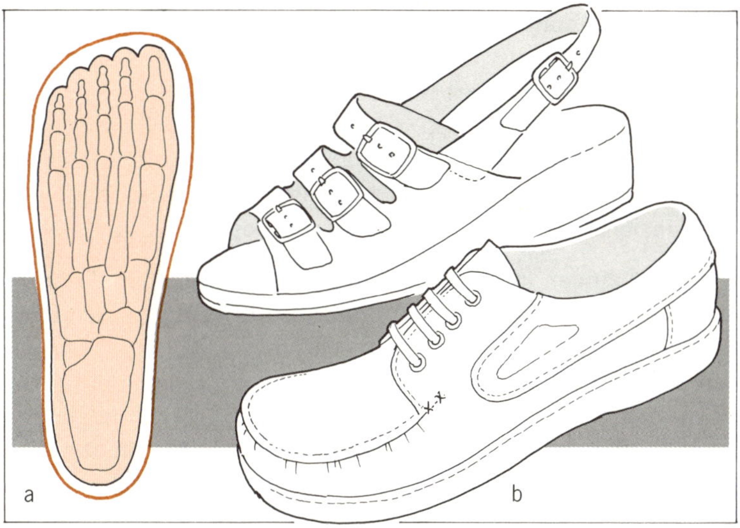

Abb. 30 a) Der paßgerechte Schuh engt den Fuß nicht ein.
b) Fußgerechte Schuhe.

Einwände mag man gegen das Design haben. Dieses entspricht nicht den gängigen Geschmacksvorstellungen. Ich meine, daß sich unser ästhetisches Empfinden eher nach der Form der Füße und nach dem, was ihnen gut tut, als nach überkommenen modischen Vorstellungen richten sollte.

Auch wenn Sie sich nicht an einen so extremen Wechsel gewöhnen können, so sollten Sie doch bestimmte Mindestforderungen an Ihre Schuhe stellen. Frauen wird es leider aufgrund des Angebotes erheblich schwerer als den Männern gemacht. Am wichtigsten erscheint mir, daß die Schuhe, die Sie den ganzen Tag tragen, der Form Ihrer eigenen Füße möglichst nahekommen. Sie sollten im Laufe des Tages auf hohe Absätze verzichten, da sich mit der Zeit der Wadenmuskel verkürzt und die Hauptlast ihres Gewichtes auf dem Vorfuß liegt. Darüber hinaus verändert sich die Belastung der Wirbelsäule. Durch die bei hohen Absätzen verstärkte Beckenkippung werden die Lendenwirbelsäule stärker beansprucht und Rückenschmerzen begünstigt. Die Standfestigkeit und Sicherheit beim Gehen und Stehen leidet. Die Entstehung des Spreizfußes und einer X-Zehe wird unvermeidlich.

Im Kapitel über den Spreizfuß hatte ich kurz das Problem fußgerechter Schuhe am Arbeitsplatz angedeutet. Langfristig werden sich auch Banken, Versicherungen und Boutiquen daran gewöhnen müssen, daß ihre Mitarbeiter bequeme Schuhe tragen. Eine vielleicht kleine Beeinträchtigung des modischen Erscheinungsbildes wird durch gesteigertes Wohlbefinden und weniger Arbeitsunfähigkeit mehr als kompensiert. Auch Ihr Arbeitgeber profitiert von gesunden Füßen.

Weniger streng und modebewußter dürfen Sie ruhig gegen Abend werden. Wenn Sie den ganzen Tag bequeme Schuhe getragen haben und abends ausgehen möchten, sei es zum Tanz, sei es ins Theater, kleiden Sie sich für diese Zeit ruhig nach dem letzten modischen Schrei. Ihr Fuß wird die zwei bis drei Stunden ohne große Schäden überstehen. Wenn Sie sich an die bequemen Schuhe gewöhnt haben, werden Sie die Einengung durch derartige Schuhe um so mehr spüren und vielleicht langsam, nach und nach darauf verzichten können.

Der kindliche Fuß

Eines der schönsten Momente im Leben der Eltern ist der Tag, an dem ihr Kind die Füße selbständig voreinandersetzt und zu laufen beginnt. Meistens geschieht dies um das erste Lebensjahr herum, aber bereits vorher ziehen sich die Kinder an Stühlen, Tischen oder Schränken hoch und machen die ersten tastenden Gehversuche. Manche Kinder beginnen hiermit schon sehr früh und stehen bereits im Alter von sieben Monaten. Die Eltern sind darüber nicht immer glücklich, denn sie haben Angst, daß sich das weiche Skelett verbiegen könnte. Diese Bedenken mochten zu Beginn der Industrialisierung, als den Kindern Licht und Sonne fehlte, und sie keine ausreichende Menge Vitamin D im Körper bilden konnten, berechtigt sein, heute sind sie nicht mehr angebracht. Ein gesundes Kleinkind entwickelt sich harmonisch und gleichmäßig. Das Bewegungsmuster ist dem jeweiligen Entwicklungsstand angepaßt. Hebt es anfänglich, kurz nach der Geburt, nur das Köpfchen und wechselt die Seite, so dreht es sich bald herum, beginnt sich mit den Händen und Füßen abzustützen, den Po anzuheben und zu wippen. Aus dieser Bewegung entsteht das Krabbeln, das es dem Kind erlaubt, eine längere Strecke in der Wohnung zurückzulegen.

Erst dann, oder begleitend zum Krabbeln, richten sich die Kinder auf und machen, nachdem sie ihr Gleichgewicht trainieren konnten, die ersten Schritte an der Hand. Da die Entwicklung langsam vonstatten geht und sich das Skelettsystem an die Belastung gewöhnen konnte, schadet sie nicht. Im Gegenteil, die Belastung und die Bewegung ist Voraussetzung für die Entwicklung des Skelettsystems. Ein Beispiel mag dies verdeutlichen: Ein Mensch, der intensiv Sport treibt, hat einen viel stärker ausgeprägten Knochenbau als eine Person, die aus Krankheitsgründen dauerhaft an das Bett gefesselt ist. Wir brauchen nicht die Befürchtung zu haben, daß sich bei einem gesunden Kind die Knochen verbiegen und Kinder, die ein oder zwei Monate früher zu laufen beginnen, Schaden nehmen.

Die Entwicklung des kindlichen Fußes

Der kindliche Fuß macht im Laufe des Wachstums vielfältige Wandlungen durch, die man kennen muß, um nicht einzelne Durchgangsetappen als krankhaft anzusehen. Im Mutterleib liegen die Säuglinge mit angezogenen Beinen und Knien, ihre Füßchen haben die Fußsohlen gegeneinander zugekehrt und etwas nach innen gedreht. Hierbei kann die Hacke betont sein. Jede werdende Mutter freut sich, wenn sich der Embryo ab der 18. bis 20 Schwangerschaftswoche bewegt und mit der Zeit immer ausladendere Bewegungen macht. Sieht man einen Säugling direkt nach der Geburt, so kann eine leichte Anwinkelung des Vorfußes nach innen bestehen, eine sogenannte Sichelfußposition, die nur in stärkeren Fällen behandlungsbedürftig ist. Ausgeprägtere Fehlstellungen, so zum Beispiel Klumpfüße, bei denen der ganze Fuß verdreht ist und die Fußunterseite nach oben zeigt, oder stark ausgeprägte Hackenfüße werden direkt nach der Geburt erkannt und können durch eine orthopädische Behandlung mit kleinen Gipsstiefelchen, die häufig gewechselt werden müssen, ausgeheilt werden. Beim Klumpfuß ist zusätzlich ein kleinerer operativer Eingriff, mit dem die Achillessehne verlängert wird, erforderlich. Im Gegensatz zu früher, als Fußfehlstellungen zu einer Invalidisierung führen konnten, lassen sich heute auch die schwereren Fehlformen ausheilen.

Der gesunde Fuß des Kindes sieht im Laufe des ersten Lebensjahres wie ein Plattfuß aus. Im Gegensatz zum Erwachsenen fehlt ihm scheinbar das Fußlängsgewölbe, das beim Kleinkind durch ein Fettpolster ausgefüllt wird. Es handelt sich nicht um einen krankhaften Befund. Wenn man den Kindern beim Strampeln zusieht, so erkennt man kräftige Bewegungen des Fußes, ein starkes Senken und Heben sowie ein Kreiseln nach innen und außen. Lernen die Kinder laufen, so stellen sie die ganze Fußfläche nach außen auf, sie gehen eher etwas breitbeinig und knicken leicht mit der Knöchelgabel nach innen ein. Zeichnen wir eine Linie von der Achillessehne und der Ferse, so sehen wir eine mäßige Knickposition des Fußes. Diese Fußstellung bleibt häufig bis zum Schulalter bestehen. Das Fettpolster der Fußsohle baut sich erst langsam ab und das Fußgewölbe kommt stärker zum Vorschein. Die meisten Kleinkinder sind trotz dieser Knickfußposition beschwerdefrei. Klagen sie über Schmerzen, die von den Füßen bis zu den Hüften ziehen können, so sollten sie orthopädisch untersucht werden. Die Ursache kann in den Füßen lokalisiert sein, denkbar ist jedoch, daß Erkrankungen der Knie oder Hüften vorliegen, die sich in diffusen Beinschmerzen äußern. Der Orthopäde wird, nachdem er andere Erkrankungen ausgeschlossen hat, eine leicht stützende Einlage verordnen, die die Knickposition der Fersen korrigiert und das Fußlängsgewölbe im tragenden Anteil stützt. Eine generelle Behandlung der »natürlichen« Knickfußposition des Kleinkindes ist nicht sinnvoll, da sich diese Fußform mit der Zeit von selbst korrigiert und man höchstens eine Schwächung der Muskeln und Bandstrukturen erreichen würde. Man sollte die Kinder soviel wie möglich barfuß gehen lassen, damit sich die Muskulatur durch die Abrollbewegung kräftigt. Im Hause können auch Gesundheitssandaletten getragen werden, die in vielfältiger Form angeboten werden. Inzwischen gibt es sie auch in Modefarben, so daß es unseren Kindern gegenüber keiner großen Überzeugungskraft bedarf, diese Schuhe zu tragen.

Als einfaches diagnostisches Zeichen, um festzustellen, ob die Muskulatur kräftig und die Funktion des Fußgewölbes ausreichend ist, läßt sich der Zehenspitzenstand verwenden. Wenn sich die Kinder auf die Zehenspitzen stellen, soll das Fußgewölbe stärker zur Darstellung kommen. Gleichzeitig bewegt sich die Ferse aus der im Stehen vorhandenen leichten Knickfußposition heraus und begradigt sich. Tritt dabei eine Korrektur des Knickfußes ein, so besteht kein Grund zur Sorge.

Manchmal wird man als behandelnder Arzt einen Kompromiß eingehen. So habe ich in Grenzfällen vom normalen zum echten Knick-Senkfuß im Winter leichtere oder Schaleneinlagen verordnet, die die Ferse aufrichten und im Sommer das Tragen von breiten Sandalen empfohlen. Als Vater verstehe ich die Sorgen der Eltern, die bei ihren Kindern eine scheinbare Fußfehlform feststellen und besorgt den Arzt aufsuchen. Ich erläutere ihnen die normale Entwicklung des kindlichen Fußes und beruhige sie. Ist die Angst, daß etwas versäumt werden könnte, sehr groß, dann habe ich gelegentlich in Grenzfällen Einlagen mit als Zugeständnis an die Eltern verordnet.

Im Winter haben diese Einlagen einen günstigen Effekt auf die Stiefel, die von Kindern mit Knickfüßen schnell nach innen weggetreten werden, da ihnen häufig eine feste Kappe fehlt. Ein solcher, innerhalb weniger Tage verformter Schuh, bildet natürlich schlechte Voraussetzungen für eine gesunde Entwicklung des Fußes, denn die Ferse wird in den ausgetretenen Teil des Leders hineingedrückt und in ihrer Bewegung ungünstig beeinflußt. Als Eltern sollte man deshalb darauf achten, daß die Winterschuhe eine feste Fersenkappe besitzen, die ein Einknicken und Abrutschen des Fußes von der Sohle vermeiden.

Das Einwärtsgehen der Kinder

Häufig werden mir Kinder vorgestellt, die stärker nach innen laufen. Im Stand ist der Vorfuß nach innen angespreizt, die Kinder gehen, wie der Volksmund sagt, »über den großen Onkel« (Abb. 31). Auch diese leichte Fehlstellung verliert sich mit der Zeit von selbst. Zwei Faktoren dürften für dieses eigentümliche Gangbild, das harmlos ist und in der Regel keiner Behandlung bedarf, verantwortlich sein: Der Vorfuß des Embryos befindet sich in einer leichten Anspreizposition, die sich erst im Laufe des Wachstums verliert. Darüber hinaus spielt auch die Drehung der Beinachse, die sowohl von der Gelenkposition der Hüfte, als auch von der inneren Drehung des Unterschenkels mitbestimmt wird, eine Rolle. Unsere Hüfte weist natürlicherweise im Schenkelhals eine Vordrehung auf, die im Alter von zwei Jahren mit 35° das Maximum erreicht, um im Erwachsenenalter auf ca. 12° abzufallen. Je stärker die Vordrehung des Schenkelhalses ausgeprägt ist, um so leichter können die Kinder die Beine nach innen drehen. Die Kraft der

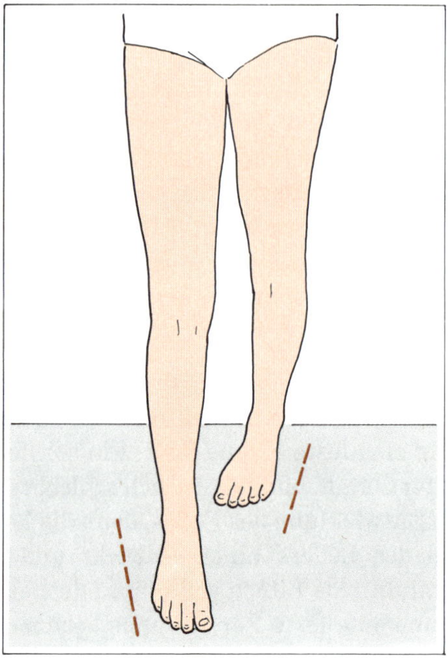

Abb. 31 Das Einwärtsgehen der Kinder.

Muskulatur, die das Bein in einer geraden Position hält, läßt, wenn die Kinder ermüden, nach, nun stolpern sie über ihre Füße, die sie quer voreinander setzen. Während des Wachstums normalisiert sich der Gang in den allermeisten Fällen. Um nichts zu versäumen, sollten Eltern ein Kind das häufig stolpert oder bei dem die Einwärtsdrehung des ganzen Beines stark ausgeprägt ist, dem Orthopäden vorstellen. Er wird Hüfte, Knie und Füße untersuchen und möglicherweise bei einem älteren Kind, bei dem früher keine Ultraschalluntersuchung der Hüfte gemacht wurde, ein Röntgenbild des Beckens anfertigen, um anlagebedingte Fehlstellungen der Hüftgelenke auszuschließen. Wenn die Keimdrüsen abgedeckt werden, ist die Strahlenbelastung akzeptabel.

Fußbeschwerden bei Jugendlichen

Jugendliche, die einen überwiegend stehenden Beruf ausüben und dabei schwere Lasten heben müssen, klagen zeitweise über Schmerzen im Bereich des Mittelfußes. Bei der Untersuchung findet sich eine mäßige Senkung des Fußgewölbes. Durch die Anpassung einer stützenden Einlage und das Tragen bequemer Schuhe läßt sich rasch Linderung schaffen.

Häufiger kommen ältere Jugendliche, die sportlich sehr aktiv sind, in meine Sprechstunde und klagen über Schmerzen vor dem oberen Sprunggelenk sowie am Innen- und Außenknöchel. Die Ursache liegt fast immer in kleineren Verletzungen, die sich die Patienten beim Fußball, Tennisspiel oder einer anderen Sportart zugezogen haben. Als Folge häufigen Umknickens bleiben Verletzungsfolgen an Innen- und Außenknöchel bestehen. Auf dem Röntgenbild kann man kleinere Ausziehungen an den Spitzen der Knöchel erkennen, die als Folge minimaler Knochenverletzungen, häufiger Bänderzerrungen und einer frühzeitigen Abnutzung zu interpretieren sind. Näheres können Sie im Kapitel über die Fußverletzungen (s. S. 85) nachlesen.

Ebenfalls auf einer besonderen mechanischen Belastung beruhen Beschwerden, die vom Mittelfuß ausgehen. Sie kommen gerade bei Fußballspielern häufig vor, die mit großer Wucht den Ball abschlagen. Der Fuß wird stark nach oben gehebelt, dabei entsteht ein hoher Druck zwischen Kahnbein und Sprungbein. Der Knochen versucht sich gegen den Druck »zu wehren« und vergrößert die Auflagefläche. Er baut kleinere Knochenauswüchse an, die bereits im jugendlichen Alter oder erst später Schmerzen verursachen und Wegbereiter einer frühzeitigen Arthrose sind. Sinnvoll ist die Stabilisierung des Mittelfußes durch eine Einlage. Mit Anhebung des Gewölbes werden die oberen Gelenkanteile entlastet. Läßt sich hierdurch keine Besserung erreichen, so sollte ein Wechsel vom Fußball zu einer anderen Sportart erwogen werden.

Welche Kinderschuhe sind empfehlenswert?

Welche allgemeinen Empfehlungen kann man für den Kauf von Kinderschuhen geben? Ein Schuh wird erst notwendig, wenn das Kind zu laufen beginnt und auch außerhalb des Hauses kleine Wegstrecken zurücklegen soll. Der Schuh sollte auf die anatomischen und physiologischen Bedingungen des kindlichen Fußes Rücksicht nehmen. Die Abrollbewegung darf nicht behindert werden. Das Leder soll weich und leicht sein. Wegen der starken Polsterung des kindlichen Fußes kann die Sohle relativ dünn und flexibel gehalten sein. Gegen die Einarbeitung einer leichten Fersenstütze und einer Kappe ergeben sich keine Einwände. Damit die Zehen ausreichend Platz haben, so empfiehlt sich eine Längenzugabe von 15 mm! In statistischen Untersuchungen Ende der 70er Jahre wurde nachgewiesen, daß etwa 70% der damals angebotenen Kinderschuhe zu kurz waren. Auch in der Breite soll der Fuß Spiel haben, keinesfalls sind Modelle zu wählen, die den Fuß seitlich in irgendeiner Weise einengen. Ein Blick in die Schuhgeschäfte zeigt, daß für Kleinkinder zunehmend fußgerechte Schuhe angeboten werden. Die meisten Kleinkinderschuhe werden vorne breiter, haben keine Spitze und sehen ein bißchen wie »Entenschuhe« aus. Sie können leicht feststellen, ob die Länge der Schuhe ausreichend ist, indem Sie Ihr Kind auf ein Blatt Papier stellen und den Umriß des Fußes zeichnen. Schneiden Sie die Umrißzeichnung aus und legen Sie sie in den neu zu kaufenden Schuh, schieben Sie sie soweit hinein, daß vorne kein Platz mehr bleibt. Nun muß hinter der Zeichnung ein Abstand von 1,5 cm vorhanden sein. Ist dies nicht der Fall, so probieren Sie ein anderes Paar.

Lassen Sie Ihre Kinder zu Hause ohne Schuhe laufen. Wenn Sie Angst haben, daß die Füßchen frieren, so ziehen Sie ihnen ein Paar Wollstrümpfe an, die es mit einer rutschfesten Noppenauflage zu kaufen gibt.

Auch im Sommer sollten die Kinder möglichst viel barfuß laufen und höchstens eine leichte Sandale tragen. Ich habe schon oben darauf hingewiesen, daß es nötig ist, die Paßform häufiger zu kontrollieren, da Kinder kaum über Schuhe, die ihnen zu klein geworden sind, klagen. Obwohl Schuhe teuer sind, sollte man Kinder in keinem Fall zu lange in ihnen laufen lassen. Stellt sich tatsächlich heraus, daß der

Schuh bereits nach vier oder sechs Wochen zu klein ist, so geben Sie ihn an eine bekannte Familie weiter. Es schadet nichts, wenn kleine Kinder die nur wenig gebrauchten Schuhe von Geschwistern oder Nachbarn nachtragen. Der Hinweis, daß Schuhe nicht weitergegeben werden sollen, bezieht sich auf alte Schuhe, die bereits deutlich ausgetreten sind und den nachfolgenden Träger in eine Fehlhaltung bringen.

Das wichtigste Kriterium für den Kinderschuh ist die ausreichende Breite und Länge. In guten Schuhgeschäften ist ein Meßgerät vorhanden, mit dem die richtige Größe einfach festgestellt werden kann (Abb. 32, Farbtafel 2, nach S. 96). Obwohl für die Kinder unterschiedlich normierte Breiten vorgesehen sind, haben manche Geschäfte nur die schmalen und mittleren Varianten vorrätig. Diese sind aber häufig nicht ausreichend, so daß Sie eher die breite Form bestellen oder in einen zweiten Schuhladen gehen sollten, anstatt schmale Schuhe in der Hoffnung auf eine Weitung des Oberleders zu kaufen.

Sollte in Ihrer Nähe kein Schuhgeschäft vorhanden sein, in dem die Messung der Fußgröße möglich ist, so können Sie sich an das Deutsche Schuhinstitut, Mailänder Straße 8, 6000 Frankfurt a. M. wenden. Von hier erhalten Sie weitere Informationen über Schuhhäuser, die sich in der Nähe Ihres Wohnortes befinden und in denen ein geschultes Personal entsprechende Messungen vornehmen kann. Diese Läden halten fußgerechte Schuhe vorrätig.

Noch schwieriger wird der Schuhkauf in der Vorpubertät und Pubertät, wo vor allem die Mädchen auf schicke Schuhe achten. Hier bedarf es einer erheblichen Überzeugungskraft der Eltern, die richtigen Schuhe auszusuchen. Auch Mädchenfüße gehören nicht in Schuhe mit Absätzen, die den Fuß meist noch durch ihre spitze Form einengen. Sie sollten sich viel Zeit und Geduld nehmen, um ihre konfliktreiche Entscheidung vor den Kindern zu begründen. Langfristig zahlt sich Ihre Argumentation aus, die Füße Ihrer Kinder werden es Ihnen danken. Lassen Sie sich auf keinen Kompromiß in der Form der Schuhe ein. Geben Sie eher bei der Farbe nach und lassen Sie Ihre Tochter oder Ihren Sohn in Lila, Grün, Pink oder Kariert laufen. Wenn Sie bunte oder sonst modisch gestaltete Schuhe nehmen, die fußgerecht aufgebaut sind, können Sie vielleicht mit Ihren Kindern zu einem »tragbaren Kompromiß« kommen.

Wenn es viel regnet und die Füße der Kinder in normalen Schuhen dauernd durchweichen, können Sie Ihnen ruhig Gummistiefel anziehen. Besser trockene Füße als eine kräftige Erkältung. Auch bei Gummistiefeln sollten Sie auf die Größe achten und Ihren Kindern dicke Socken anziehen. Ein Schaden wird den Kindern, auch wenn sie häufiger in Gummistiefeln laufen, nicht entstehen. Andererseits schwitzt man bei Wärme leichter, so daß ich ihren Gebrauch auf das regnerische Wetter beschränken würde.

Oft werde ich gefragt, wie es mit den Turnschuhen sei, Turnschuhe seien doch schlecht, man bekomme Schweißfüße. Sicher galt dieser Einwand für Turnschuhe, die vor einigen Jahrzehnten angeboten wurden und hauptsächlich aus Gummi und Leinen bestanden. Die Turnschuhhersteller bieten heute überwiegend Schuhe an, die die Leistungsfähigkeit des Fußes nicht einschränken. Wäre es anders, so könnten sie ihre Produkte nicht absetzen, denn die Sportler wollen möglichst schnell, bequem und beschwerdefrei laufen. Die Kinder mögen Turnschuhe gerne, sicher spielen auch modische Fragen mit eine Rolle. Die Mehrheit der angebotenen Turnschuhe hat eine herausnehmbare Fußstütze eingearbeitet. Die Ferse wird gut gefaßt, der Vor- und Mittelfuß hat ausreichenden Bewegungsspielraum. Die Materialien sind qualitativ erheblich besser als früher. Allerdings »atmet« der Turnschuh im Gegensatz zu einem Lederschuh schlechter, da vorwiegend Kunststoffmaterialien verwendet werden. Auch Kinder bekommen in Turnschuhen leichter Schweißfüße, da der von der Fußhaut abgegebene Schweiß nicht vollständig an die Luft weitergeleitet wird und sich im Schuh niederschlägt. Tragen Ihre Kinder überwiegend oder ausschließlich Turnschuhe, so sollten sie täglich die Socken wechseln und vor allem saugfähige Baumwollstrümpfe tragen. Der durchschnittliche Turnschuh ist nicht schlechter als der normale Straßenschuh. Aus orthopädischer Sicht ergeben sich mit Ausnahme der oben genannten Einschränkungen keine Gründe, die gegen das Tragen von Turnschuhen sprechen. Im Sommer sollten selbst passionierte Sportler außerhalb ihres Trainings Sandalen tragen. Die warme Jahreszeit ist für die Füße eine Zeit der »Befreiung«, in der sich der Fuß erholen kann.

Geschwollene Beine, müde Füße

»Herr Doktor, meine Beine schwellen im Laufe des Tages immer an. Zieh' ich nur kurz den Schuh aus, so komme ich nicht wieder in ihn hinein. Habe ich Wasser in den Beinen? Gleichzeitig werden mir die Füße müde, ich kann einfach nicht mehr.«

Diese Klagen einer etwa 45jährigen Patientin sind typisch, und viele Frauen dieses Alters werden von derartig hartnäckigen Beschwerden gequält. Oft sind es Verkäuferinnen oder Sekretärinnen, sehr selten kommen Männer mit ähnlichen Problemen in meine Praxis.

Wie sehen die Beine der Patientin aus:

Die Dame besitzt ein deutliches Übergewicht, das sich leicht dadurch abschätzen läßt, daß man von der Körpergröße die Zahl 100 abzieht. Wir haben damit ein ungefähres Maß für das Normalgewicht. Sie wiegt bei einer Größe von 1,65 m gut 80 kg und bringt ein »Zuviel« von 15 Kilogramm auf die Waage. Sie arbeitet als Verkäuferin. Bei der Untersuchung finde ich ausgeprägte Krampfadern, durch das Übergewicht sind die Beine sehr kräftig ausgebildet. Die Knöchel lassen sich erkennen, das Sprunggelenk ist vergröbert, die Achillessehne hebt sich kaum von der Umgebung ab. Die größeren Krampfadern schlängeln sich bis etwa eine Handbreit oberhalb des Sprunggelenkes, danach gehen sie in kleinere Adern, sogenannte »Besenreiser« über. Oberhalb des Schuhrandes findet sich eine sehr deutliche Schwellung (Abb. 33, Farbtafel 2 nach S. 96). Nachdem die Patientin den Schuh ausgezogen hat und sich neben ihn stellt, sehe ich, daß der Schuh ungefähr einen Zentimeter zu schmal ist und den ganzen Fuß einengt. Durch den mittelhohen Absatz wird der Vorfuß stärker als der Rückfuß belastet. Die Köpfchen der Mittelfußknochen sind nach unten durchgetreten, der Ballen ist verbreitert, die große Zehe weist eine X-Stellung auf. Druckstellen finden sich vor der kleinen Zehe. Ihre Klagen über die müden Füße und die geschwollenen Beine sind nur allzu berechtigt, und es ist anzunehmen, daß die Schwellung bis zum Abend noch zunimmt.

Der Leser kann bei der Schilderung den Eindruck bekommen, daß ich übertrieben habe und diese Patientin unter einer außergewöhnlichen Form der »müden« und geschwollenen Beine leidet. Das ist nicht der Fall. Das Leiden entsteht durch eine Kombination unterschiedlicher

Faktoren, die sich in den allermeisten Fällen beeinflussen oder vermeiden lassen. Welche Momente spielen eine Rolle? Vordergründig ist es der stehende Beruf, der die Beine stärker belastet. Daran besteht kein Zweifel, denn jeder, der lange Zeit in einseitiger Position steht, weiß, wie unangenehm das sein kann. Unser Körper ist hervorragend für die Bewegung ausgerüstet, langes Stehen tut ihm nicht gut. Daß Bewegung und Belastung nicht generell etwas Schlechtes sind, können Sie an Marathonläufern sehen. Obwohl (oder weil?) sie viel trainieren sind die Beine gertenschlank, ihre Füße schmerzen nicht. Das gleiche gilt für Radfahrer. Die dynamische Belastung kann es also nicht sein. Ganz im Gegenteil, durch das wiederholte rhythmische Anspannen der Muskulatur können sich weder Blut- noch Lymphbestandteile in den Beinen stauen. Der Muskel ist immer in Bewegung, er pumpt Blut und Lymphe zum Herzen zurück.

Ganz anders beim Stehen. Hier machen wir nur kleine Ausweichbewegungen, um unser Gleichgewicht zu halten, das Blut sackt der Schwere nach nach unten (Abb. 34). Im Laufe der Zeit weiten sich die Venenwände, es entstehen Krampfadern, die häufig konstitutionell mitbedingt sind. Beim langen Stehen drückt die Blutflüssigkeit gegen die Gefäßwände, ein Teil dieser Flüssigkeit tritt in das Gewebe zwischen den Zellen aus. Es entsteht ein *Ödem* (Gewebswassereinlagerung). Aus anderen Ursachen entsteht diese Schwellung auch bei der Herzschwäche. Die Lymphgefäße sind nicht mehr in der Lage, das Wasser in ausreichendem Maße abzutransportieren, der Schwellungszustand wird chronisch. Das Bindegewebe gewöhnt sich an den Druck der Venen und des Wassers, es »leiert aus«. Nun kommt noch das Übergewicht hinzu. Dadurch vergrößert sich der Umfang der Beine, gleichzeitig wird inaktives Gewebe, Fett, eingelagert. Der aktive Teil, der Muskel, wird im Vergleich zum passiven viel kleiner, er müßte eigentlich mehr arbeiten. Durch das Sitzen und Stehen kommt er jedoch nicht dazu, er wird schlaff und durch die umgebenden Strukturen (Fett- und Bindegewebe, Ödemflüssigkeit) behindert. Das Übergewicht muß zusätzlich getragen werden, es drückt auf Knochen und Gelenke, leicht kann sich ein Fuß, der ohnehin ein schwaches Längsgewölbe aufweist, weiter abflachen. Das Gewicht wirkt wie eine senkrechte Wassersäule auf das Venensystem, dadurch wird noch mehr Blutwasser »abgefiltert«, die Schwellung der Beine nimmt um so stärker zu, je näher der Abend kommt. Mit dem

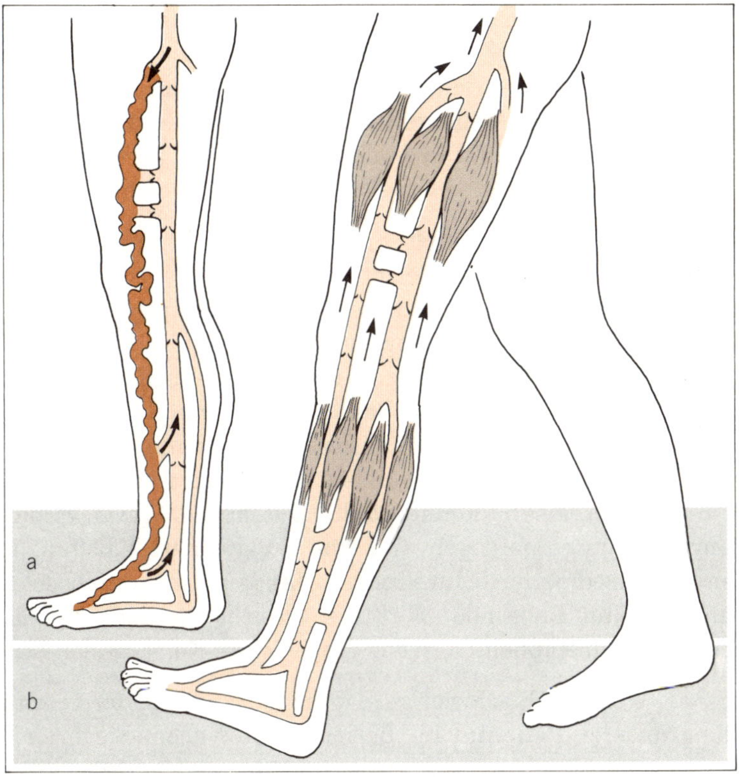

Abb. 34 a) Stehen belastet das Venensystem und begünstigt Krampfadern.
b) Bewegung (Gehen, Radfahren) beschleunigt Blutrückfluß zum Herzen und entlastet Venen und Beine.

Übergewicht ist eine Erhöhung der Blutfettwerte verbunden, die eine Gefäßverkalkung begünstigt.

Der Fuß reagiert nicht nur mit der Senkung des Fußgewölbes. In unserem Beispiel trägt die Dame erhöhte Schuhe, dadurch wird der Vorfuß stärker belastet und die Entstehung des Spreizfußes begünstigt. Wegen des hohen Absatzes kann unsere Patientin nicht normal abrollen, der Wadenmuskel braucht weniger zu arbeiten. Stoffwechsel und Blutrückfluß verschlechtern sich dadurch zusätzlich. Das gleiche trifft für die engen Schuhe zu, in denen sich der Fuß nicht richtig bewegen kann. Langfristig erhöht sich ihr Risiko an einer Venenentzündung, einer Thrombose oder »offenen Beinen« zu erkranken. Unsere Patientin offeriert uns ein Kontrastprogramm zum Langläufer oder Radfahrer, der genau das Gegenteil macht, der immer wieder bewegt, der dafür sorgt, daß das Blut in den Kreislauf zurückgepumpt wird und der seine Muskeln kräftigt.

Von diesen durch unsere Lebensweise hervorgerufenen »müden Beinen« müssen leichtere Schwellungen der Knöchelregion und des Vorfußes abgegrenzt werden. So neigen manche Frauen aus hormonellen Gründen zu Schwellungen, die in der warmen Jahreszeit stärker werden. Man hat diese Veränderung auch als »Sommerbeine der Frau« bezeichnet. Eine Besonderheit sind Schwellungen, deren Ursache im Lymphsystem lokalisiert werden kann und bei denen eine zum Teil genetische oder erworbene Lymphabflußstörung vorliegt. Bei den »Sommerbeinen« können kalte Duschbäder, KNEIPPsche Anwendungen, Bürstenmassagen und eine Fußgymnastik helfen. Auch bei den lymphbedingten Schwellungszuständen kann durch solche Maßnahmen eine lindernde Wirkung erreicht werden. Bei stärkeren Schwellungen empfiehlt sich das Tragen eines Kompressionsstrumpfes.

Wesentlich schwieriger ist die Behandlung der geschwollenen Beine unserer Patientin im Beispiel weiter oben. Sie braucht einen Arzt, zu dem sie Vertrauen hat und der sie in ihrer Erkrankung begleitet. Wichtiger als die medizinischen Maßnahmen ist eine Umstellung der allgemeinen Lebensweise. Sie wird in ihrem Alter kaum in der Lage sein, umzuschulen und den Beruf zu wechseln, so daß dieser ungünstige Faktor bestehen bleibt. Das heißt aber noch lange nicht, daß sich die Beinbeschwerden nicht wirksam bekämpfen lassen. Die Durchblutung und der Rückfluß des venösen Blutes zum Herzen müssen verbessert werden. Das sollte schon morgens beginnen. Die Patientin könnte ihren Tag mit einigen Minuten Gymnastik beginnen, im Bett die Beine anheben, »Radfahren«, die Zehen einkrallen, Füße und Sprunggelenke bewegen und den Stoffwechsel durch kalt-warme Abduschungen anregen (s. S. 137).

Eine zentrale Rolle spielen die Schuhe, sie sollten ausreichend weit und allerhöchstens mit einem leichten Absatz versehen sein. Besteht eine Fußsenkung, so ist eine Versorgung mit einer kleinen Einlage, die vom Orthopäden verschrieben wird, sinnvoll. Bei durchgetretenen Füßen sollte eine »Schmetterlingsrolle« an dem Schuh angebracht werden. Die Patientin muß in ihren Schuhen wirklich bequem gehen können, denn nur wenn sie ohne Schmerzen läuft, kann sie ihre Muskulatur zur Arbeit anregen und ihre Füße stärker belasten. Die Bewegung aber ist die Voraussetzung für das Zurückpumpen des venösen Blutes zum Herzen und für eine Entlastung der gestauten Krampfadern. Es ist besser, das Auto stehen zu lassen und Wege öfter zu Fuß zu erledigen oder Rad zu fahren. Die Bewegung muß in den Tagesablauf eingebaut werden. Regelmäßiges Wandern, Spazierengehen, Schwimmen, Radfahren und eine allgemeine Gymnastik sollten zur Selbstverständlichkeit werden. Jede Annäherung an dieses Ideal ist zu begrüßen. Auch ein ein- oder zweimaliges Training pro Woche ist nicht vergebens.

Durch die Bewegung wird der Kalorienabbau begünstigt, gleichzeitig verschafft sie uns eine andere Einstellung zu unserem Körper. Wir können ein anderes Körpergefühl entwickeln und vielleicht sogar etwas von der euphorisierenden Wirkung der Bewegung, die Langläufer verspüren, nachvollziehen, weil im Gehirn Substanzen freigesetzt werden, die das Wohlbefinden steigern (Endorphine).

Natürlich sollte auf die Nahrungsaufnahme geachtet und wirklich nur das zu sich genommen werden, was notwendig ist. Quantität ist durch Qualität zu ersetzen. Es ist sinnvoll mehr Gemüse und Salate zu essen und die fettreichen Wurst- und Fleischsorten zu reduzieren. Käse, Wurst oder Fleisch sind nicht verboten, nur auf die Menge kommt es an. Werden nur kleine Portionen zubereitet, so schmecken sie uns um so besser, wir müssen sie genießen. Ich halte diese Umstellung für ein sehr schwieriges Unterfangen und vermeide es deshalb, gegenüber den Patienten kategorische Verbote auszusprechen. Diese sind ohnehin sinnlos. Eine Nahrungsumstellung bezieht die ganze Familie mit ein und läßt sich nicht »über das Knie brechen«. Ein Anfang ist schon durch die Ausschaltung von Süßigkeiten, Pommes frites, Chips, süßen Getränken und anderen Kalorienbomben gemacht.

Nicht immer wird man auf die Empfehlung verzichten können, Kompressionsstrümpfe zu tragen, die der Gewebswassereinlagerung entgegenwirken. Je nach Ausprägung der Krampfadern und Ödeme müssen die Kompressionsstrümpfe unterschiedlich fest sein. Man unterscheidet vier Kompressionsklassen, aus denen Ihr Arzt die für Sie geeignete auswählt und Ihnen rezeptiert. Leiden Sie nur unter leichten

Schwellungen und wenig ausgeprägten Krampfadern, so können Sie die Strümpfe auch selbst kaufen und im Sanitätsgeschäft unter modischen Aspekten auswählen. Es gibt die leichteren Kompressionsstrümpfe in vielen ansprechenden Farben. In schwierigen Fällen ist es besser, die Beine zu wickeln.

Stehen bei Ihnen die Krampfadern im Vordergrund, so sollten Sie sich einem Venenspezialisten vorstellen und mit ihm die weitere Behandlung besprechen. Er wird Ihnen eine physikalische Therapie, die Verödung oder die operative Entfernung der Krampfadern vorschlagen.

Alles in allem erweist sich die Behandlung der geschwollenen und müden Beine als ein schwieriges Unterfangen. Wegen der Vielfältigkeit der Ursachen und einer unterschiedlichen Behandlung, sollten Sie Ihren Hausarzt oder einen Spezialisten (Orthopäden, Chirurgen, Internisten, Hausarzt) einschalten. Mit ihm werden Sie ein Behandlungsprogramm erarbeiten. Wenn es gelingt die Ursachen aufzuspüren und sie zumindest teilweise zu beseitigen, so helfen Sie nicht nur Ihren Füßen und Beinen, sondern auch Herz und Kreislauf. Ihr Körper braucht die Bewegung und den Stoffwechsel ebenso nötig wie Ihre schmerzenden Füße.

Schuhe mit oder ohne Absatz?

Unsere Vorfahren mußten sich vor vielen tausend Jahren nicht den Kopf über diese Frage zerbrechen, sie liefen barfuß, wickelten Lappen um ihre Füße oder schützten sie in Holzschuhen. Einen Absatz, wie er heute von vielen Frauen getragen wird, kannten sie nicht. Erst mit der Entwicklung unserer Zivilisation und der Arbeitsteilung zwischen Mann und Frau entwickelte sich die Mode, die die besonderen Vorzüge des jeweiligen Geschlechts zur Darstellung bringt. Solange beide gemeinsam nach Tieren jagten oder im Wald Beeren sammelten, konnte die Frau keine Stöckelschuhe tragen. Im Laufe der Menschheitsgeschichte bildete sich eine Arbeitsteilung zwischen Mann und Frau heraus: Während die Frauen mehr und mehr die Hausarbeit übernahmen, verrichteten die Männer außerhäusliche Tätigkeiten. Die Entlastung der Frau von schweren körperlichen Arbeiten ging mit einem Verlust an sozialer Gleichheit einher. Erst jetzt konnte sich eine Mode herausbilden, die die Leistungsfähigkeit des weiblichen Körpers bewußt einengte. Mit Stöckelschuhen kann man kein Wild jagen oder fliehen, man kann nicht in die Hocke gehen, krabbeln, aufspringen, sich im Wechsel auf Zehenspitzen und Fersen stellen, den Fuß nach innen und außen kanten.

Es bleibt festzuhalten, daß die Mode den Frauen im Laufe der Jahrtausende einen Teil ihrer körperlichen Aktivität geraubt hat. Fast könnte man geneigt sein, daraus eine künstliche, durch Zivilisationseinflüsse in jeder Generation neu gezüchtete Ungleichheit der Geschlechter, die mit einer körperlichen Unterlegenheit der Frau verbunden ist, abzuleiten. Der Preis, der gezahlt wird, um die Aufmerksamkeit des anderen Geschlechtes auf sich zu richten, ist hoch. In der Verhaltensforschung wird von »angeborenen Auslösemechanismen« gesprochen, die ursprünglich dem Paarungsverhalten zuzuordnen sind und weibliche (männliche) Merkmale wie relativ breite Hüften, schmälere Schultern, schmale Taille, Form der Brust usw. (breite Schultern, schmale Hüften, kantiger Körperbau) betonen (Abb. 35). Der Reifrock, der die Hüfte ins Überdimensionale vergrößert und gegen den restlichen Körper abhebt, ist außer Mode gekommen. Mit hohen Schuhen läßt sich leicht ein ähnlicher Effekt erzielen. Hohe Schuhe zwingen die Hüften in eine leichte Beugung, der Po wird betont und zeichnet sich

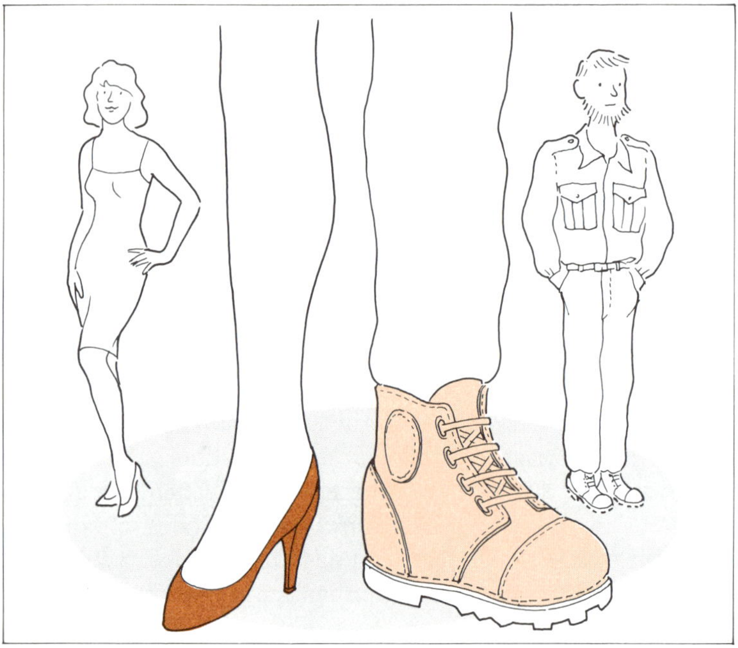

Abb. 35 Schuhmode (Absatz!) und Kleidung betonen weibliche und männliche Körpermerkmale.

beim Gehen und Stehen ab. Im flachen Schuh muß der Körper für sich selbst wirken, die Aufmerksamkeit des Mannes richtet sich nicht »naturgesetzlich« auf die Schlüsselreize.

Es stellt sich natürlich die Frage, ob wir körperliche Merkmale, die in dieser Form nicht vorhanden sind, durch die Mode »konstruieren« lassen sollen. Auf die Reifröcke, Korsettstangen und die Auspolsterung des Pos haben wir verzichten gelernt, sie sind unzeitgemäß geworden. Vor vielen tausend Jahren hatte die Betonung sexueller Schlüsselreize eine stammes-, familien- oder vielleicht sogar arterhaltende Funktion, heute ist sie ein Relikt vergangener Zeit. Warum verzichten wir nicht auf eine sinnlose Einschränkung der Bewegungsfreiheit und letztlich unserer körperlichen Integrität? Im Kapitel »Wo uns der Schuh drückt« können Sie einen kleinen Streifzug durch die Geschichte machen (S. 153), vielleicht finden Sie dort eine Antwort die Sie befriedigt.

Die Entscheidung für oder gegen hohe und spitze Schuhe muß jeder für sich allein treffen. Bereits weiter oben hatte ich einen praktikablen Vorschlag gemacht und empfohlen, das Tragen höherer Schuhe auf außergewöhnliche Gelegenheiten zu beschränken, so zum Beispiel den Theater- oder Kinobesuch, einen Tanzabend oder sonstige Festlichkeiten. Bei *kurzer* Tragedauer wird kein Fuß Schaden nehmen.

Möchten Sie sich umstellen und haben Sie bisher Schuhe mit hohen Absätzen getragen so sollten Sie nicht gleich auf einen flachen Absatz übergehen. Sinnvoller ist es, die Höhe des Absatzes langsam, über Monate, zu reduzieren und zwischenzeitlich für kürzere Zeit einen Schuh ohne Absatz anzuziehen. Im Laufe der Jahre haben sich der Wadenmuskel und die Achillessehne etwas verkürzt, und wenn Sie von heute auf morgen vollständig auf den Absatz verzichten, so entsteht eine stärkere Belastung der Ferse. Die das Fußgewölbe stützenden Bänder (Plantaraponeurose) werden stärker gedehnt und können eine Knochenhautreizung der Ferse entstehen lassen, die als Fersensporn oder Sehnenansatzentzündung in Erscheinung tritt und häufig eine langwierige Behandlung nötig macht.

Wenn Sie den Mut und die Geduld aufbringen und sich umstellen, dann wird Ihnen der Verzicht auf hohe Schuhe langfristig zustatten kommen. Der Vorfuß wird entlastet, Spreizfußbeschwerden nehmen ab. Der Ballen wird weniger gedrückt, die Zehen können sich erholen.

Sind Gesundheitsschuhe sinnvoll?

Ich möchte mit einer Gegenfrage beginnen. Der Schuh ist ein normales Bekleidungsstück, in dem der Fuß sich wohlfühlen kann und er vor äußeren Einflüssen, Nässe, Hitze und Kälte geschützt wird. Geht man nur von diesen wenigen Grundsätzen aus, dann bleibt die Frage:

Wozu überhaupt Gesundheitsschuhe?

Man soll Schuhe nicht mit einer ideologischen Brille betrachten. Voraussetzung für einen Schuh, der die Gesundheit des Fußes nicht beeinträchtigt, ist eine ausreichende Länge, Breite und Höhe, damit die Zehen sich bewegen können. Die Ferse sollte Halt geben, dabei sollte der innere Rand des Schuhs soweit möglich, gerade sein. Die

Abbildung 30, S. 97, zeigt Ihnen das Modell eines solchen Schuhes. Auf den Abbildungen 9, 10 und 11 (Farbtafeln 1 und 2, nach S. 32 und 96) können Sie erkennen, wie stark die Zehen in einem zu engen Schuh gedrückt werden.

Das Obermaterial, aus dem der Schuh hergestellt ist, sollte Feuchtigkeit des Fußes aufnehmen und an die Umgebung abgeben können. Darüber hinaus muß es geschmeidig sein und gegen äußere Einflüsse schützen. Leder besitzt dafür die besten Voraussetzungen. Ob der Schuh eine Gummi-, Kunststoff- oder Ledersohle hat, ist Geschmackssache. Sie sollte jedoch nicht starr sondern flexibel sein. Weitere Vorgaben sind von orthopädischer Seite im Normalfall nicht erforderlich.

Manche Gesundheitsschuhe haben eingebaute Fußstützen, die gerade bei langem Stehen das Fußlängsgewölbe entlasten können (zum Beispiel Wörrishofener Fußbett). Andere besitzen zusätzlich noch kleine Vorwölbungen in Höhe der Grundgelenke, die den Zehen Halt geben und ihnen helfen, sich beim Abrollen einzukrallen (Berkemann-, Birkenstock-Schuhe). Ob ein sogenannter Negativabsatz, den einige Schuhfirmen anbieten, sinnvoll ist, wage ich zu bezweifeln. Hierdurch wird die Ferse stärker belastet und die Wadenmuskulatur leicht überdehnt.

Man kann zum Schluß kommen, daß die »Gesundheitsschuhe« überflüssig sind. Da aber die Schuhhersteller überwiegend noch davon ausgehen, daß sich der Fuß den zu engen Schuhen anzupassen habe, bleiben vielfach nur die »Gesundheitsschuhe« als tragbare Alternative übrig. Es wäre schön, wenn wir in Zukunft auf sie verzichten könnten und der fußgerechte, ästhetisch ansprechende Schuh nach und nach der Normalschuh würde.

Die medizinische Behandlung schmerzender Füße

Wir wissen im Leben das Gute erst dann zu schätzen, wenn wir es nicht mehr besitzen. Unsere Füße spüren wir erst, wenn mit ihnen etwas nicht in Ordnung ist, wenn wir nicht mehr so gut laufen können oder sie schmerzen.

Wenn Sie zum Arzt gehen, so erwarten Sie zu Recht eine Linderung Ihrer Fußbeschwerden. Es ist gut, die Möglichkeiten der Beeinflussung von Fußschmerzen zu kennen, um vor Enttäuschungen geschützt zu sein und keine zu hohen Anforderungen an die Medizin zu stellen.

Voraussetzung jeder medizinischen Behandlung ist der ausreichend weite Schuh, der den Fuß nicht einengt; er schafft die Grundlage für eine Besserung der Beschwerden.

Ihr Arzt kann Ihnen mit folgenden Mitteln zusätzlich helfen:

Die Einlage ist eine meist nach Maß angefertigte Fußstütze, die nur die Ferse, Ferse und Mittelfuß oder auch den ganzen Fuß umfassen kann. Je nach Krankheitsbild kommt ihr eine korrigierende Funktion (zum Beispiel kindlicher Knickfuß), oder eine stützende (Spreizfußbeschwerden) bzw. bettende Aufgabe (beim Hohlfuß, »Rheumafuß«) zu.

Korrigierende Einlagen:
Beim kindlichen Fuß hofft man, mit der Einlage das Wachstum bis zu einem gewissen Grade zu lenken und damit einen Anreiz zur Ausbildung des Fußgewölbes zu geben. Diese Anschauung ist unter führenden Orthopäden umstritten, da man den korrigierenden Effekt bei leichten Fußveränderungen nicht nachweisen kann und sich die überwiegende Zahl kindlicher Knickfüße allein normalisiert. Bei echten angeborenen Fußveränderungen, wie dem Klumpfuß, ist das langfristige Tragen einer korrigierenden Einlage, die einen Rückfall verhindern soll, absolut unumgänglich.

Die stützende Einlage:

Sie kann leicht gearbeitet sein und paßt praktisch in jeden Schuh hinein. Selbst für Pumps und Schuhe mit höherem Absatz lassen sich kleine Spezialeinlagen ohne großen Aufwand anfertigen. Bei nur geringen Veränderungen wird der Arzt einen Fußabdruck im Pausverfahren anfertigen. Er erhält eine zweidimensionale Darstellung des Fußes, die für die Herstellung der Einlage ausreichend ist. Bei schweren Fußveränderungen wird er einen Gips- oder Schaumstoffabdruck anfertigen, nach dem der Orthopädieschuhmacher die Einlage fertigt. Der mehrdimensionale Abdruck hat den Vorteil, daß auch kleinere Fußveränderungen sicher erfaßt werden können und die Paßgerechtigkeit der Einlage dadurch zunimmt. Für die stützenden Einlagen werden relativ dünne Materialien benutzt, so zum Beispiel Plexiglas oder Metall, die an der Ober- und Unterfläche mit Leder überzogen werden. Aber auch die alleinige Verwendung eines Kunststoffes ist möglich.

Bettende Einlagen:

Während dünne Einlagen im Schuh nicht sehr auftragen, so müssen bettende Einlagen, die die schmerzenden Teile des Fußes auf eine größere Fläche verteilen, größer gearbeitet sein. Sie sind meistens aus Kork und Leder. Im Idealfall wird auch hier ein Gips- oder Schaumabdruck angefertigt, der Einlagenrohling ist aus nachgiebigem, aber formstabilem Kork hergestellt. Noch vor der Fertigstellung wird die Einlage anprobiert. Wenn der Patient mit der Einlage besser laufen kann und über eine deutliche Beschwerdelinderung berichtet, kann sie fertiggestellt und mit Leder überzogen werden. Eine solche Einlage hält je nach Belastung ein bis zwei Jahre. Individuelle Besonderheiten, so zum Beispiel eine starke Schweißfußbildung, können zu einem vorzeitigen Verschleiß führen und eine frühere Neuanfertigung erforderlich machen.

Wichtig ist, daß der wachsende Kinderfuß nicht durch die verordnete Einlage bedrängt wird. Kinder, die auf Einlagen angewiesen sind, sollten halbjährlich beim Orthopäden vorgestellt werden.

Da die Einlagen individuell angefertigt werden, ist es auch möglich, auf Besonderheiten Rücksicht zu nehmen. So kann der Fersenteil ausgehöhlt und einzelne Mittelfußköpfchen tiefergelegt werden, während andere die Last dieser schmerzenden Knochenabschnitte übernehmen.

Nicht angemessen werden müssen Fersenkissen, die unter die Fersen in den Schuh eingelegt werden. Je nach Erkrankung kommen ihnen unterschiedliche Aufgaben zu. Bei dem Fersensporn hat das Kissen eine druckmindernde und polsternde Funktion. Es kann auch dazu dienen, die Beinlänge auszugleichen oder die gereizte Achillessehne zu entlasten.

Eine Besonderheit ist die Sporteinlage, vor deren Anfertigung häufiger eine Videoaufzeichnung des Gangbildes auf dem Laufband vorgenommen wird. Der Film läßt das Auftritts- und Abrollverhalten des Fußes besser beurteilen. Die Sporteinlage umfaßt den gesamten Fuß und polstert auch den Mittelfuß und die Zehen ab. Durch eine individuelle Ausformung des Gewölbes und der Sohle sollen Unregelmäßigkeiten beim Auftreten vermieden und die Leistungsfähigkeit gesteigert werden.

Orthopädietechnische Hilfen

Der Orthopädieschuhmacher oder -techniker kann einen normalen Konfektionsschuh nach der Verordnung des Arztes so »zurichten«, daß die Funktion des schmerzenden oder erkrankten Fußes deutlich verbessert wird. Es handelt sich hierbei um Hilfen, die auf physikalischen Grundsätzen beruhen. Das Beispiel der »Rollen«, die auf den Sohlen angebracht werden und die erkrankten Gelenke entlasten, haben Sie auf den vorangehenden Seiten kennengelernt (s. S. 43).

Spreizfußbeschwerden lassen sich mit einer *Schmetterlingsrolle* wirksam lindern. Durch sie werden die durchgetretenen Fußköpfchen zwei, drei und vier entlastet, während die äußeren Mittelfußknochen ein größeres Gewicht übernehmen (s. S. 34).

Bei Fersenbeschwerden, aber auch bei Arthrosen der Knie und Hüften hat sich der *Pufferabsatz* bewährt, der elastisch ist und die Extremitäten beim Aufsetzen der Ferse abfedert. Durch die *Erhöhung des Innen- oder Außenrandes des Schuhs* ist es möglich, die Statik des Beins bis zu einem gewissen Grade zu beeinflussen.

Die meisten Fußbeschwerden werden sich mit Hilfe von Einlagen und der Schuhzurichtungen lindern lassen. Nur bei stark veränderten Füßen, zum Beispiel im Rahmen eines chronischen Gelenkrheumas, angeborener Fußfehlbildung oder bei einer schweren Fußerkrankung wird man sich zur Herstellung eines orthopädischen Schuhes entschließen. Die Abbildungen 36 a + b (Farbtafel 2 nach S. 96) zeigen eine 50jährige Patientin, die mit einem Klumpfuß geboren wurde. Auch nach einer operativen Behandlung blieb eine Fehlstellung bestehen. Durch einen orthopädischen Maßschuh ist sie in der Lage kilometerweit ohne jegliche Beschwerden zu laufen. Er wird nach Gipsabdruck angefertigt, der Schuhmacher kann auf alle individuellen Besonderheiten Rücksicht nehmen und größere Teile des Fußes weitgehend entlasten. Mit einem höheren Stiefel ist es auch möglich, den Fuß, die Fußwurzel oder das obere Sprunggelenk ruhigzustellen.

Die physiotherapeutische Behandlung der Fußbeschwerden

Einen günstigen Einfluß auf das Wohlbefinden und die Leistungsfähigkeit der Füße hat die physikalische Therapie. Neben Bädern und kalt-warmen Abduschungen, die Sie zu Hause durchführen können (s. S. 143), kommen elektrotherapeutische Anwendungen in Frage. Besonders bewährt hat sich die Iontophorese, bei der Medikamente mittels eines sehr schwachen Gleichstroms in das Unterhautgewebe eingebracht werden. Dadurch läßt sich eine Gewebeauflockerung, Stoffwechselverbesserung und Schmerzlinderung erreichen. Gute Erfolge lassen sich mit der Ultraschallbehandlung erzielen, bei der Schallwellen von einem Behandlungskopf mittels eines Gels oder im Wasserbad auf das Gewebe übertragen werden. Der Ultraschall führt zum Oszillieren von Gewebeteilchen, einer »Mikromassage«. Darüber hinaus entsteht Wärme. Stoffwechselprodukte werden leichter abtransportiert. Für die Behandlung des ganzen Fußes hat sich die Ultraschallbehandlung im Wasserbad bewährt.

Günstig wirkt sich die Gymnastik und die Selbstmassage des Fußes aus (s. S. 137). In Ausnahmefällen, zum Beispiel bei älteren Patienten, die nicht in der Lage sind, diese Übungen selbst durchzuführen, kann der Arzt Gymnastik und Massage verordnen.

Die operative Behandlung der Fußbeschwerden

Neben der konservativen Behandlung steht der operative Eingriff, der dann angezeigt ist, wenn sich trotz fußgerechtem Schuhwerk, orthopädietechnischer Hilfen und einer physikalischen Therapie keine Linderung der Beschwerden erreichen ließ und durch die Operation Aussichten auf eine dauerhafte Verbesserung des Krankheitsbildes bestehen. Bei schweren entzündlichen Fußveränderungen im Rahmen einer rheumatischen Gelenkentzündung mit weitgehender Zerstörung der Zehengelenke, kann die operative Entfernung des entzündeten Gewebes, die Glättung der Gelenkflächen und die Schaffung eines ausreichend weiten, künstlichen Gelenkraumes wahre Wunder bewirken. Der vorher völlig funktionsunfähige Fuß, der den Patienten an das Haus fesselte, wird »umgeformt«. Nachdem die Wunden verheilt sind und ein leichter orthopädischer Schuh oder neue Einlagen angepaßt worden sind, ist der Patient wieder in der Lage, zunehmend längere Strecken zurückzulegen. Auch Verletzungen des Fußes, die zur Einsteifung von Gelenken geführt haben, können Eingriffe erforderlich machen, die die Beweglichkeit wiederherstellen.

Kritischer zu betrachten sind Operationen bei Patienten die ihre Fußveränderung aufgrund von zu engen, zu kurzen oder zu spitzen Schuhen erworben haben. Das gleiche gilt für Patientinnen, die lange Zeit sehr hohe Absätze trugen und bei denen die Mittelfußköpfchen durchgetreten sind. Die Patienten müssen über die Ursachen der Entstehung der Fußbeschwerden ebensogut informiert sein wie über die Erfolgsaussichten und möglichen Fehlschläge eines Eingriffes. Es sollte im Gespräch geklärt sein, warum der Patient sich einem Eingriff unterziehen möchte. Nicht selten ist es der Wunsch, weiterhin mit der Mode gehen zu können und Schuhe zu tragen, die ursächlich an der Herbeiführung des krankhaften Zustandes beteiligt waren. Am häufigsten werden Eingriffe bei der X-förmigen Verformung der Großzehe und bei Hammer- sowie Krallenzehen durchgeführt. Tritt eine X-förmige Fehlstellung der Zehe bei relativ jungen Menschen auf, so läßt sich diese durch eine Operation bessern, bei der der Vorfuß verschmälert, das Fußgewölbe aufgebaut und die große Zehe begradigt wird (*Osteotomie nach* HOHMANN, s. S. 41). Hierzu durchtrennt der Operateur den ersten Mittelfußstrahl hinter dem Köpfchen und versetzt das

Köpfchen weiter nach außen und unten. Der Knochen wird mit Drähten oder einer kleinen Schraube befestigt, die nach dem Abschluß des Heilungsprozesses entfernt werden. Da der Knochen vor der Belastung erst seine Stabilität wiedergewinnen muß, ist der Patient nach dem Eingriff für etwa acht bis zehn Wochen auf die Benutzung von Unterarmgehstützen oder einen Gehgips angewiesen. Werden beide Zehen operiert, so ist entsprechend lange Bettruhe einzuhalten. Die Ergebnisse sind funktionell und kosmetisch gut, der Fuß wird schmäler, die Beweglichkeit der Zehen bleibt erhalten.

Bei einer versteiften Großzehe *(Hallux rigidus,* s. S. 43), die auf einen Unfall oder eine Arthrose des Gelenkes zurückzuführen ist, wird die BRANDES*sche Operation* empfohlen. Durch diesen Eingriff wird ein künstlicher Gelenkspalt geschaffen. Die Methode erscheint für den Laien relativ primitiv. Die Hälfte bis zwei Drittel des Grundgliedes der Großzehe werden entfernt, die Gelenkfläche geglättet und Weichgewebe zwischen die sich gegenüberstehenden Knochenteile eingebracht. Nach sorgfältiger Vernähung und Anlegen eines Gipsverbandes ist der kurze Eingriff beendet. Vier Wochen später kann der Fuß wieder zunehmend belastet werden. Danach werden neue Einlagen angepaßt und eine Fußgymnastik verordnet. Der Nachteil dieses Eingriffes besteht in einer Verkürzung der Großzehe, die bei einer deutlichen funktionellen Beeinträchtigung in Kauf genommen werden kann.

Die häufigste Fußveränderung ist der Spreizfuß mit der X-förmigen Abweichung der Großzehe *(Hallux valgus),* der vor allem Frauen befällt (s. S. 37). Die Patientinnen leiden unter der kosmetischen Beeinträchtigung und trauen sich häufig nicht, offene Schuhe zu tragen oder ins Schwimmbad zu gehen. Sie wenden sich mit der inständigen Bitte nach einem operativen Eingriff an ihren Orthopäden und erhoffen sich davon die Gesundung ihres Fußes. Der verbreiterte Vorfuß soll wieder in einen schönen schmalen Schuh hineinpassen, die Abweichung der Zehe soll dabei beseitigt werden. Leider lassen sich Wunsch und Realität nicht immer in Übereinstimmung bringen. Dem Spreizfuß und dem Hallux valgus liegt ein jahrelanger Entwicklungsprozeß zugrunde, der zu sehr komplizierten biomechanischen Veränderungen geführt hat.

Was kann der Orthopäde oder Chirurg tun? Er wird ebenso wie bei der versteiften Großzehe die Hälfte bis zwei Drittel des Grundgliedes wegnehmen und gleichzeitig den Ballen an der Innenseite verschmälern. Auch wenn der Eingriff gut gelungen ist, verkürzt sich die Großzehe. Nicht selten ist das Ergebnis in kosmetischer Hinsicht völlig unbefriedigend. Ich habe viele Patientinnen gesehen, bei denen die Zehe nach der Operation noch stärker nach außen und in Überstrekkung stand. Sie kamen weinend in meine Praxis und »verstanden die Welt nicht mehr«. Sie hatten sich in der Vorstellung operieren lassen, daß der Fuß nach dem Eingriff wieder die normale Form annehmen würde. Leider kann diese BRANDESsche Operation die hoch gesteckten Erwartungen der Patientinnen oft nicht erfüllen (vgl. Abb. 14, Farbtafel 1, nach S. 32). Diese Operation ist jedoch nicht immer völlig nutzlos, es gibt Menschen, die eine so starke Veränderung der Großzehe und eine Verbreiterung des Ballens zeigen, daß sie nicht mehr laufen können. Ihnen kann die Operation mit gutem Gewissen empfohlen werden, da eine gewisse Verschmälerung des Fußes eintritt und die schmerzhaften Entzündungen des Ballens zurückgehen.

Neben der BRANDESschen Operation werden andere Verfahren angewandt, die Sie, sofern Sie sich operieren lassen wollen, im einzelnen mit Ihrem Arzt besprechen sollten. Sind Sie unsicher, ob ein solcher Eingriff angezeigt ist, fragen Sie zusätzlich Ihren Hausarzt oder einen zweiten Orthopäden bzw. Chirurgen und besprechen mit ihm die Vor- und Nachteile. Kein Arzt wird ein solches Vorgehen als Vertrauensbruch empfinden, da es sich um einen »Wahleingriff« handelt und die Heilanzeige (Indikation) sehr weit zu stellen ist. In den USA ist ein solches Vorgehen bei bestimmten Operationen sogar vorgeschrieben.

Hammer- oder Krallenzehen können durch einen kleinen Eingriff, die HOHMANNsche Operation, deutlich gebessert werden. Bei der Hammer- oder Krallenzehe ist das Grundglied überstreckt und das Mittelglied sehr stark gebeugt. Die Gelenkflächen sind voneinander entfernt (subluxiert). Eine willkürliche Streckung der Zehe ist nicht möglich. In diesem Fall empfiehlt sich die Entfernung des Köpfchens des Grundgliedes, dadurch wird die Zehe verkürzt, es entsteht ein neuer »Gelenkspalt«, die Zehe erreicht wieder die Waagrechte. Viele Ärzte führen diesen Eingriff auch ambulant durch. Die Komplikationsrate ist weitaus niedriger als bei der Operation der Großzehe. Ausnahmsweise besteht die Möglichkeit, daß Verwachsungen des Weichgewebes oder der operierten Knochen eine erneute Versteifung hervorrufen.

Auch Arthrosen der Fußwurzel oder des oberen Sprunggelenks machen gelegentlich Eingriffe notwendig. Auf die Entstehung einer knöchernen Nase am vorderen Hals des Sprungbeines, gegenüber dem Kahnbein, wurde bereits hingewiesen (s. S. 59). Hiervon sind vor allem Fußballer betroffen. Aber auch Patienten im höheren Alter können unter einer Mittelfußarthrose leiden, die ähnliche Beschwerden verursacht. Wenn diese knöchernen Vorwölbungen sehr ausgeprägt sind, kann eine operative Entfernung die Funktion verbessern und Schmerzen lindern.

Das Gleiche gilt auch für Knochenanbauten am oberen Sprunggelenk. Ist die Ursache des Schmerzes, der im oberen Sprunggelenk angenommen werden muß, unbekannt, so kann in dieses Gelenk auch eine kleine Sonde eingeführt und mit einer Optik betrachtet werden *(Gelenkspiegelung, Arthroskopie)*. Durch die Sonde lassen sich kleinere Knorpelabschilferungen oder freie Gelenkkörper entfernen, die die Beschwerden ursächlich hervorriefen.

Das Spektrum therapeutischer Maßnahmen bei Fußbeschwerden ist sehr umfangreich, und es wird kaum jemals einen Patienten geben, dem man durch konservative oder operative Behandlungen keine erhebliche Linderung verschaffen kann. Wenn Sie selbst von diesem Leiden betroffen sind, so sollten Sie die einzelnen Schritte, ihre Vor- und Nachteile mit Ihrem Arzt besprechen. Er wird Ihnen die notwendigen Informationen geben können oder Sie zu einem Spezialisten überweisen.

Fußpflege: Wie lassen sich die alltäglichen Fußbeschwerden behandeln, und was können Sie selbst dagegen tun?

Die meisten Ihrer »kleinen Fußbeschwerden« können Sie selbst behandeln. Da die Fußbeschwerden ebenso mit dem Alter zunehmen wie die Arthrosen der Knie- und Hüftgelenke und die Wirbelsäulenabnutzung, wird nicht jeder den Fuß und die Zehen mit beiden Händen erreichen und die notwendige Nagel- und Fußpflege durchführen können. In diesem Fall sollten Sie die Behandlung einem Fußpfleger übertragen.

Nagelpflege:

Die Zehennägel bedürfen nur einer geringen Fürsorge, sie sind »genügsam«. Sie sollten darauf achten, daß Sie die Nägel regelmäßig schneiden, um ein Abbrechen zu vermeiden. Im Gegensatz zu den Händen, wo der Nagel gerundet wird, sollte der Zehennagel relativ waagrecht geschnitten werden. Es ist nur eine kleine Abrundung an den Ecken erlaubt, so daß der Strumpf oder Schuh nicht an dem Nagel scheuern. In keinem Fall darf der Nagel soweit gekürzt werden, daß eine freie Ecke im Nagelbett entsteht. Durch eine zu starke Kürzung würde das Einwachsen des Nagels begünstigt. Haben Sie den Nagel aus Versehen zu stark gekürzt oder hat der Schuh so stark auf den Nagel gedrückt, daß er eingewachsen ist, so empfiehlt sich das Einlegen eines kleinen Silikon-Nagelkeils in das Nagelbett. Das Nagelbett wird dadurch etwas nach außen gedrängt, der Nagel bekommt mehr Platz und kann sicher auswachsen. Durch diese Behandlung können Sie schmerzhafte Entzündungen des Nagelbettes vermeiden. Einen solchen Silikonkeil (Sulkuskeil-Link) erhalten Sie im Sanitätsgeschäft. Hat sich eine eitrige Entzündung des Nagelbettes entwickelt, so zögern Sie nicht einen Arzt aufzusuchen. Auch bei einer Verformung des Nagels, die auf einen Pilz schließen läßt, sollten Sie Ihren Arzt aufsuchen (Abb. 37, Farbtafel 2, nach S. 96).

Hornhautschwielen

stärkeren Ausmaßes können Sie mit einer Raspel entfernen. Am leichtesten wird das nach einem warmen Fußbad möglich sein. Entfernen Sie jedoch nicht so viel, daß Sie die gesunde Haut verletzen, da Sie dann eine Infektion begünstigen würden. Denken Sie daran, daß die Schwielen ursprünglich durch einen zu großen Druck entstanden sind und die Haut sich davor schützen wollte. Überprüfen Sie, ob Ihr Schuh an dieser Stelle drückt oder soweit abgelaufen oder ausgetreten ist, daß ein Teil des Fußes zuviel Last tragen muß. In diesem Fall kann ein neuer Schuh Abhilfe schaffen und das häufige Abtragen der Schwielen überflüssig machen. Ist der Fuß durchgetreten und finden sich die Schwielen unter den Köpfchen des zweiten und dritten Mittelfußknochens, so sollten Sie den Orthopäden aufsuchen und mit ihm über Einlagen und eine Schuhzurichtung sprechen. Nur wenn der Druck von diesen durchgetretenen Mittelfußköpfchen weggenommen wird, kann die Schwielenbildung dauerhaft zurückgehen. Ideal ist es, wenn die Fußpflege, das heißt die Entfernung der Schwielen mit der Anfertigung einer neuen Einlage und einer Schmetterlingsrolle einhergeht.

Hühneraugen

entstehen durch einen andauernden Druck des Schuhes (s. S. 48–49). Auch wenn wir die Aussage umkehren, behält sie ihre Richtigkeit: Ohne zu enge oder drückende Schuhe entstehen keine Hühneraugen! Man darf sich also nicht wundern, wenn das entfernte Hühnerauge immer wiederkehrt, weil der gleiche oder ein anderer drückender Schuh erneut angezogen wird. Der Schuh, der das Hühnerauge erzeugt, sollte entweder durch den Orthopädieschuhmacher stark geweitet oder komplett ausrangiert werden. Erst danach lohnt es sich, das Hühnerauge zu behandeln. Am einfachsten ist es, die Hornschwiele mit Salizylpflaster aufzuweichen. Sie können das Pflaster rezeptfrei in der Apotheke erhalten und schneiden sich ein kleines Stückchen, das die Größe des Hühnerauges nicht überschreiten sollte, aus. Dann kleben Sie dieses Pflaster auf das Hühnerauge und belassen es bis zum nächsten Tag. Nachdem Sie es entfernt haben, nehmen Sie ein Fußbad. Die aufgeweichten Hautschichten können Sie mit einer ausgekochten Nagelschere entfernen. Vermeiden Sie die gesunde Haut zu verletzen. *Die Prozedur wird täglich wiederholt.* Nach einigen Tagen haben Sie das Hühnerauge abgetragen. Bei der Behandlung des Hühnerauges sollte es nicht bluten.

Haben Sie das Hühnerauge entfernt und tragen Sie weite Schuhe, so sollte es auf Dauer verschwunden sein. Bei sehr starken Fehlstellungen, zum Beispiel Krallen- oder Hammerzehen, ist es mög-

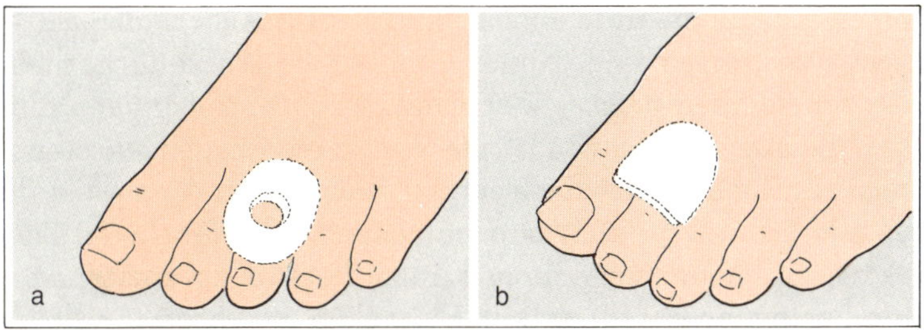

Abb. 38 Kleine Hilfsmittel zur Behandlung von Hammerzehen.

lich, daß ein normaler Schuh nicht ohne kleinere Hilfsmittel getragen werden kann. Sie können Filzringe auf das Hühnerauge kleben, die Zehe zügeln oder eine Schaumstoffkappe, die den Druck vermindert, tragen (Abb. 38). Die Hilfsmittel werden vom Sanitätsgeschäft oder dem Orthopädieschuhmacher angeboten. Sie können sich direkt dort beraten lassen und sie preiswert kaufen.

Treten Hühneraugen wegen einer starken Fehlstellung immer wieder auf, so ist zu überlegen, ob Sie nicht die Ursache beseitigen lassen sollten. Hammer- und Krallenzehen können durch einen einfachen Eingriff, die HOHMANNsche Operation dauerhaft begradigt werden (s. S. 123).

Fußsohlenwarzen

Sowohl im Kindesalter als auch bei Erwachsenen finden sich häufig Warzen unter der Fußsohle, die einzeln oder gruppenweise auftreten. Die isolierte, stärkere Belastung begünstigt die Entstehung der Warzen. Durch den Druck ist der Stoffwechsel herabgesetzt, die weitverbreiteten Viren nisten sich an den Stellen ein, an denen eine hohe Druckbelastung vorhanden ist. Auch eine stärkere Schweißfußbildung kann die Warzenbildung beeinflussen. Einzelne Warzen lassen sich mit einem Warzenstift oder einer Warzenlösung, die Sie in der Apotheke rezeptfrei bekommen, entfernen (z. B. Warzen Alldahin Salbenstift). Sie müssen allerdings etwas Geduld haben und die Lösung bzw. Substanz nach einem Fußbad täglich auf die Warze auftragen. Zuvor entfernen Sie das lockere und weißliche Hornhautgewebe (Abb. 39, Farbtafel 2 nach S. 96). In der Tiefe der Warze erkennen Sie nach einigen Tagen mehrere kleine blutrote Fleckchen, die als typisches Zeichen zu werten sind. Nun sollten Sie die Warze nicht mehr weiter abtragen, können sie aber weiter mit der Lösung oder dem Stift bestreichen. Meistens verschwindet die Warze erst nach mehreren Behandlungsversuchen. Bleibt die Therapie unzureichend, so kann der Hautarzt oder Chirurg die Warze mit einem scharfen Löffel oder einem elektrischen Schneidegerät in lokaler Betäubung entfernen. Sie sind dann für immer von ihr befreit. Sie sollten mit Ihrem Arzt besprechen, ob eine Einlage, die Druck von der Warze wegnehmen kann, sinnvoll ist.

Trockene und rissige Fußsohlen

Häufig sehe ich bei Patienten mit trockener Haut Einrisse der Ferse und des Fußrandes. Die Ursache liegt in einer stärkeren Verhornung und Austrocknung der Haut, die mit dem Alter zunimmt. Die Haut besitzt nicht mehr die gleiche Elastizität wie in der Jugend. Wird die Belastung der starren Hornhaut überschritten, so kann sie einreißen und zu sehr unangenehmen Beschwerden an der Innen- oder Außenseite der Ferse führen. Die Behandlung ist einfach und fast immer wirkungsvoll. Ist der Riß noch frisch und sind deutliche Beschwerden vorhanden, so empfiehlt sich ein tägliches Fußbad in Kamillenlösung (zum Beispiel Kamillosan). Anschließend sollte eine fetthaltige Salbe, mit der die Elastizität verbessert wird, dünn auf die trockene Ferse aufgetragen werden. Nachdem die kleinen Risse abgeheilt sind, können Sie die obersten Hornhautschichten mit einer Raspel abtragen. Später sind regelmäßige Einreibungen mit Vaseline oder einer anderen Fettcreme zu empfehlen.

Schweißfüße

Jeder Mensch schwitzt unterschiedlich stark. Gerade wenn wir unter Streß sind, kann die Schweißproduktion erheblich zunehmen, wir merken es an feuchten Fingern und Füßen, die nicht selten zusätzlich noch kalt sind. Eine starke Schweißfußbildung ist für den Betroffenen lästig und manchmal auch peinlich. Sie läßt sich jedoch sehr gut bekämpfen. Eine wichtige Regel ist es, weite und möglichst luftige Schuhe zu tragen. Werden in der warmen Jahreszeit Sandalen getragen, so ergibt sich dieses Problem von selbst. Können Sie keine Sandalen oder offenen Schuhe anziehen, dann sollten Sie Lederschuhe mit einer Lederbrandsohle und einer Ledersohle wählen, da die Feuchtigkeitsspeicherung und Abgabe durch das Leder besonders günstig ist. Schuhe, die aus Kunststoff bestehen oder Turnschuhe begünstigen die Entstehung von Schweißfüßen. Es entsteht eine feuchte Kammer. Der aus der Haut entweichende Schweiß kann nicht »abgeatmet« werden, er kondensiert und schlägt sich im Schuh nieder. Werden zusätzlich noch synthetische Strümpfe getragen, so entsteht ein unangenehmer Geruch. Menschen, die zu einer Schweißfußbildung neigen, sollten Turnschuhe nur während des Sportes anziehen und danach wieder zu Sandalen oder Lederschuhen übergehen. Am besten ist es, im Haus in Strümpfen, Hüttenschuhen oder offenen Pantoffeln zu laufen. Man kann abends ein Fußbad unter Zugabe eines Eßlöffels Salz machen und die Füße hinterher frottieren. Die Strümpfe sind täglich zu wechseln, es ist darauf zu achten, daß der Anteil synthetischer Fasern in den Strümpfen nur sehr gering ist. Am besten sind reine Baumwollsocken.

Wenn Sie sich nach diesen Hinweisen richten, werden die Schweißfüße ihren »Schrecken verlieren«. Selbst wenn Sie während des Tages stärker schwitzen und Sie abends die Schuhe ausziehen, so brauchen Sie keine Angst zu haben, daß Sie Ihren Mitmenschen zur Last fallen.

Fußpilz

Kaum ein Mensch bleibt im Lauf seines Lebens vom Fußpilz verschont. Anfänglich bemerken wir nur ein unangenehmes Gefühl zwischen den Zehen oder z.B. an der Ferse. Wir scheuern uns ein bißchen und die Beschwerden verschwinden. Nach einiger Zeit belästigt uns das Jucken immer mehr, so daß wir den Fuß und die Zehen inspizieren. Die Haut hat sich an einigen Stellen etwas abgelöst und ist gerötet. Der Pilz ist durch einen scharf begrenzten Saum gekennzeichnet. Zum Teil lassen sich kleine Bläschen an der Haut nachweisen. Das befallene Areal kann unterschiedlich groß sein. Manchmal ist nur die Haut zwischen den Zehen befallen, manchmal leidet auch der ganze Fuß, einschließlich der Nägel unter der Pilzinfektion. Ein Beispiel für eine Infektion des Nagels finden Sie in Abbildung 37 (Farbtafel 2 nach S. 96).

Für die Behandlung des Fußpilzes gelten die gleichen Empfehlungen wie für die des Schweißfußes. Tragen Sie möglichst luftiges und weites Schuhwerk. Wechseln Sie täglich die Strümpfe und vermeiden

Sie Socken mit einem hohen Kunstfaseranteil. Nach dem Bad oder der Dusche müssen die Füße auch zwischen den Fußzehen frottiert werden. Es darf sich im Schuh keine feuchte Kammer bilden. Wenn Sie ins Schwimmbad gehen, dann benutzen Sie nach dem Bad eine Desinfektionsdusche für die Zehen, die in den meisten Einrichtungen vorhanden ist. Sie dient aber nur zur Vorbeugung und nicht zur Behandlung. Ein kleinerer Befall kann durch zwei- bis dreimaliges Eincremen mit einer Pilzsalbe effektiv bekämpft werden. Empfehlenswert ist die Substanz Clotrimazol (z. B. Canesten Creme, Fungizid-ratiopharm Creme) die Sie rezeptfrei in der Apotheke bekommen können. Sind der ganze Fuß oder die Nägel betroffen, dann sollten Sie sich in ärztliche Behandlung begeben. Möglicherweise müssen Sie zusätzlich ein Präparat einnehmen. Leidet ein Familienmitglied an einem Fußpilz, so besteht kein Grund zur Sorge. Bei konsequenter Fußhygiene und Behandlung ist der Pilz keine Gefahr für die anderen Familienmitglieder. Früh behandelt verschwindet er innerhalb weniger Tage bis Wochen.

Der gesunde Fuß unter extremer Belastung

Auch der gesündeste Fuß stößt irgendwann an die Grenzen seiner Belastbarkeit. Ich denke hierbei vor allem an Menschen die einer statischen beruflichen Belastung ausgesetzt sind und Tag für Tag auf harten und unelastischen (Betonböden) stehen müssen. Friseure(innen), Verkäufer(innen), Lagerarbeiter(innen), Messebesucher(innen) sind nicht krank, wenn sie nach einem langen Arbeitstag über »müde Beine« und schmerzende Füße klagen. Ihre Beine »können nicht mehr«. Auch ungewohnte Anstrengungen wie z. B. eine Wanderung oder intensives sportliches Training sind in der Lage, Beschwerden auszulösen.

In diesem Buch habe ich bereits darauf hingewiesen, daß der Schmerz ein positives Signal ist. Der Körper registriert eine drohende Schädigung und meldet sie an unser Schmerzzentrum. Beachten wir das Signal nicht, dann geht es uns wie dem Rekruten, der seinem Vorgesetzten nach einem Marsch zwar seine Schmerzen geklagt hatte, aber weiterlaufen mußte. Er zog sich eine »Marschfraktur«, einen Überlastungsbruch zu.

Wir dürfen Schmerzen nicht ignorieren!

Je nachdem an welcher Stelle des Fußes der Schmerz auftritt, wird die Ursache und die Behandlung unterschiedlich sein. Ausführliche Informationen finden Sie in den jeweiligen Kapiteln, Sie können auch im Stichwortverzeichnis am Ende des Buches nachschlagen. Die folgenden Seiten sollen Ihnen helfen, akute Probleme zu bewältigen.

Dauer und Intensität der Belastung

Werden Sie normalerweise nicht von Fußbeschwerden gequält und sind Sie sicher, daß eine Überbelastung Ihre Schmerzen auslöste, dann überlegen Sie, wie Sie Ihren Füßen etwas mehr Ruhe gönnen können. Ich erinnere mich an einen Mechaniker, der den ganzen Tag stehen mußte und über viele Monate immer wieder mit brennenden Füßen in meine Praxis kam. Obwohl ich mir die größte Mühe gab, blieb jede Therapie erfolglos. Der Patient wurde schon mutlos und zog einen Berufswechsel in Betracht. Als »letzten Versuch« empfahl ich ihm mit dem Arbeitgeber und dem Arbeitsamt zu sprechen, um seinen Arbeitsplatz anders zu gestalten. Ich dachte vor allem an eine Stehhilfe, die seine Füße wirksam entlasten sollte. Die Stehhilfe ist eine Kombination von Barhocker und Motorradsitz, klein, stabil und gut beweglich. Der Patient war schon lange in dem Betrieb beschäftigt und der Arbeitgeber ging auf seinen Vorschlag ein. Da ein drohender Arbeitsplatzverlust vermieden wurde, finanzierte das Arbeitsamt die Stehhilfe. Schon nach wenigen Tagen nahmen die Fußschmerzen ab und der Patient wurde völlig beschwerdefrei. Dieses Beispiel läßt sich nicht verallgemeinern, es zeigt jedoch, daß die erfolgreiche Therapie der Fußleiden nicht immer auf medizinischem Gebiet liegt. Wo die äußeren Umstände den Tagesablauf festschreiben und die Überbelastung der Füße vorprogrammieren, muß die Medizin scheitern. Oftmals verhindern auch Konvention und Gewohnheit eine körperlich weniger belastende Arbeitshaltung. Man braucht etwas Phantasie und Mut, um sich »umzustellen«. Ein Wechsel zu zeitweiligem Sitzen oder angelehntem Stehen (z.B. an einem Schreibtisch, einem Absatz, einem Schrank usw.) erleichtert Ihnen das Leben. Viele Arbeiten lassen sich genauso gut im Sitzen erledigen. Wenn ein Stuhl aus äußeren Gründen nicht benutzt werden kann, so tut es ein höhenverstellbarer Drehhocker. Es gibt z.B. keinen Grund, warum ein Zahnarzt oder ein Chirurg nicht wenigstens bei einem Teil seiner Arbeit sitzen sollte. Was ungewohnt aussieht, muß nicht unbedingt schlecht sein.

Vor allem das einseitige Stehen belastet die Füße statisch. Für den Fuß ist es angenehmer zu gehen. Wenn die Schuhe ausreichend weit sind, wird die Durchblutung beim Gehen angeregt, der venöse Rückstrom zum Herzen begünstigt und eine Überbelastung eher vermieden. Manchmal ist es möglich die Schuhe ziwschendurch auszuziehen und die Zehen zu bewegen. Eine Schreibtischarbeit läßt sich auch ohne Schuhe bewältigen. Die überlastete Haut und die verkrampften Muskeln können sich erholen.

Wenn Sie selbst einen Einfluß auf die Gestaltung des Bodens haben, dann empfiehlt es sich, einen Teppichboden mit Schaumstoffunterlage auszuwählen, der die Füße beim Gehen und Stehen abpolstert.

Vielleicht wird Ihre Überbelastung von einer ungünstigen Arbeitsorganisation ausgelöst. Wechseln Sie sich mit Ihren Kollegen, wann immer es geht, bei stehender Arbeit ab. Zum Beispiel lassen sich die langen Akquisitionsgespräche während einer Messe viel bequemer bei einer Tasse Kaffee im Sitzen als im Stehen abwickeln. Auch Ihr

Gesprächspartner, der vom langen Laufen müde ist, wird Ihr Angebot sich zu setzen dankbar annehmen. Die Bereitschaft, gewohntes Verhalten zu »hinterfragen« und zu ändern hilft Ihnen, die Belastung der Füße auf ein akzeptables Maß zu reduzieren.

Sind Ihre Schuhe fußgerecht?

Sie haben diese Frage auf den vorhergehenden Seiten schon so oft gehört, daß es überflüssig scheint, sie noch einmal anzusprechen. Trotzdem, Sie lesen dieses Kapitel, weil Sie Beschwerden haben. Schauen Sie sich ihre Füße an:

Haben Sie isolierte Druckstellen oder Blasen?
Wie sieht der Schuh an der korrespondierenden Stelle aus?
Ist er im Innenfutter etwas dunkler oder ausgewölbt?
Haben die Zehen tatsächlich genügend Platz – und ausreichendes Spiel?

Beruhigen Sie sich nicht damit, daß der Schuh schon immer gepaßt hat. Wenn Sie sehr lange stehen oder laufen nimmt das Volumen zu, und der Fuß dehnt sich aus! Stellen Sie fest, daß der Schuh an einer Stelle zu eng ist, dann wechseln Sie die Schuhe oder lassen Sie sie beim Schuhmacher weiten. Manchmal drückt auch eine Naht. In diesem Fall kann nach dem Weiten eine kleine Unterpolsterung helfen.

Wenn Sie eine größere Beanspruchung Ihrer Füße voraussehen können (z.B. Geschäfts- oder Urlaubsreise, Wanderung), dann tragen Sie keine spitzen oder hohen Schuhe! Lassen Sie Ihre neuen Schuhe im Schrank stehen. Neue Schuhe sollten langsam eingetragen werden, damit Sie feststellen, ob Fuß und Schuh zueinander passen. Nicht immer hat man dafür das richtige Gefühl im Schuhgeschäft. Es spricht viel dafür, Schuhe im Laufe des Tages zu wechseln. Stellen Sie sich vor, Sie müßten mit dem Auto zwei Stunden fahren, um an einer geschäftlichen Besprechung teilzunehmen. Zum dunklen Anzug passen keine Gesundheitssandalen. Ihre »korrekten« Schuhe sind unbequem, Sie fühlen sich in ihnen nicht wohl. Warum machen Sie es nicht wie ein Orthopädietechniker, mit dem ich gemeinsam eine längere PKW-Reise antreten mußte, um in Düsseldorf eine Verhandlung zu führen: Er kam mit »konventionellen« Schuhen zu seinem Wagen und zog sich für die Fahrt Turnschuhe an. Am Zielort tauschte er sie gegen seine »Anzugschuhe« aus. Er hatte keine Fußprobleme.

Nicht immer sind die Schuhe für die spezifische Beanspruchung geeignet. Ich erinnere mich, als Kind in Schlittschuhen gelaufen zu sein, die einen sehr weichen Schaft aufwiesen. Ich knickte stark nach innen ein. Meine Eltern hielten das X-förmige Laufen für einen Knickfuß. In Wirklichkeit war die Qualität und Machart der Schuhe schlecht, sie zwangen mich in eine Fehlposition. Mit besseren, anatomisch geformten Schlittschuhen, die einen stabilen Schaft hatten, hörte das Einknicken sofort auf. Ich wurde zwar kein Eiskunststar, aber das Schlittschuhlaufen machte mir wieder Spaß. Ähnliche Beispiele erlebe ich vielfach bei Patienten die mit ungeeigneten Wander- oder Turnschuhen zu mir in die Praxis kommen und über Schmerzen in den Füßen klagen.

Nutzen Sie orthopädietechnische Hilfen!

Eine Einlage stützt das Längsgewölbe und entlastet den Vorfuß. Oftmals reichen schon ein Paar Einlagen, um die Schmerzen bei durchgetretenen Füßen zu lindern. Haben Sie früher schlechte Erfahrungen mit ihnen gemacht, dann hilft Ihnen vielleicht eine einzuklebende kleine Fußbettung. Mit ihr läßt sich ein ähnlicher Effekt erzielen (z.B. Klebesohle mit Moosgumme-Pelotte). Im Gegensatz zur Einlage trägt sie im Schuh nicht auf. Kurzfristig kann ein unelastischer Klebeverband (Tape-Verband) das Quergewölbe des Fußes anheben und den Schmerz beseitigen. Genaue Hinweise für das Anlegen dieses Verbandes erhalten Sie auf Seite 57. In ähnlicher Weise wirkt die Schmetterlingsrolle (s. S. 34), die die schmerzenden Mittelfußköpfchen entlastet. Der Orthopädieschuhmacher hat zusätzlich die Möglichkeit die Auftrittsfläche des Schuhs weich zu polstern. Bei chronischen Achillessehnenbeschwerden nützt eine Erhöhung des Absatzes. Ein Fersensporn läßt sich mit speziellen Einlagen oder einem Fersenkissen aus Silikon behandeln. Kurzfristig können Sie sich einen Ring aus festem Schaumstoff schneiden. Er sollte so groß wie die Ferse sein, das Loch läßt dann den vorderen und mittleren Teil der Ferse frei. Die Sanitätsgeschäfte führen fertige Fersenspornkissen, die Sie in den Schuh einkleben können. Besteht eine Tendenz zum Ein- oder Umknicken im Sprunggelenk, dann erweist sich eine Außen- oder Innenkantenerhöhung (bzw. Verbreiterung) als wirksam.

Haben Sie sich die Ferse am Schuh aufgerieben, dann dürfte es daran gelegen haben, daß die Fersenkappe zu eng oder unnachgiebig war. Ziehen Sie für einige Tage Schuhe oder Sandalen an, die Sie mit Sicherheit nicht drücken. Den engen Schuh sollten Sie weiten lassen. Zusätzlich können Sie sich einen gepolsterten Fersenschoner, den es in unterschiedlichen Größen zu kaufen gibt, in die Kappe einkleben.

Besonders unangenehm sind Blasen die sich nach längerem Druck oder außergewöhnlicher Belastung bilden können. Ist die Blase nur klein (etwa linsengroß), dann brauchen Sie sie nicht zu öffnen. Hat sie einen größeren Durchmesser, so sollten Sie sie mit einer keimfrei gemachten (ausgeglühten) Nadel aufstechen, damit die Flüssigkeit abfließen kann. Zuvor desinfizieren Sie die umgebende Haut. Bewährt hat sich u. a. Mecurochrom. Dieses Antiseptikum trocknet die oberflächlichen Hautschichten aus; es brennt nicht auf Wunden und kann deshalb später in der Hausapotheke Verwendung finden. Wenn Sie wieder einen Schuh anziehen müssen, dann decken Sie die ehemalige Blase mit einem Pflaster ab.

Mit kleinen orthopädietechnischen Hilfen können Sie Ihre Zehen und Füße wirksam vor erneutem Druck schützen. Selbstklebende Filz- oder Schaumgummiringe polstern die geschädigte Haut ab und begünstigen die Abheilung (s. S. 127). Die Ringe oder weich gepolsterten Pflaster werden in unterschiedlichen Größen und Formen angeboten. Es gibt sie für Hühneraugen und Blasen, für Druckstellen zwischen den Zehen, am Großzehenballen, unter dem Fuß und für den Kleinzehenballen (Berkemann, Scholl).

Darüber hinaus bietet der Fachhandel eine schier unübersehbare Anzahl korrigierender Hilfen an: Zehenspreizer verhindern ein weiteres Abweichen der Großzehe nach außen. Zehenkappen werden über die schmerzende Zehe gestülpt und schützen die Hammer- und Krallenzehe. Der entzündete Ballen kann mit einem Ballenschutz leichter abheilen. Als besonders hilfreich erweisen sich Mittelfußpolster beim durchgetretenen Vorfuß. Sie werden an der mittleren Zehe befestigt und schützen die empfindlichen Mittelfußköpfchen vor weiterem Druck.

Knicken Sie leicht im Sprunggelenk um, dann kann Ihnen eine Knöchel- oder Kreuzbandage das Gefühl der Sicherheit geben. Eine völlige Stabilisierung läßt sich allerdings mit elastischen Bandagen nicht erreichen. Ein Tape-Verband bietet mehr Halt und kann einige

Tage belassen werden. Auch die orthopädietechnischen Hilfen haben dort ihre Grenze, wo der Fuß langfristig einer Beanspruchung ausgesetzt wird, der er nicht gewachsen ist.

Der Abend dient der Regeneration Ihrer Füße!

Haben Sie den Arbeitstag oder die lange Wanderung hinter sich, dann gönnen Sie Ihren Füßen ausreichend Zeit, um sich zu erholen. Legen Sie die Schuhe ab und laufen Sie auf Strümpfen, in breiten Gesundheitssandalen oder in Hausschuhen. Am besten Sie gehen barfuß. Wenn Sie einen Teppichboden und eine Fußbodenheizung haben, ist die Gefahr sich eine Erkältung zu holen, denkbar gering.

Mit einem Fußbad verbinden sich mehrere günstige Wirkungen: Der Fuß wird entkrampft, die Durchblutung angeregt, der im Laufe des Tages entstandene Schweiß abgewaschen, kurz: Das Wohlbefinden steigt. Sie können der Schüssel, in der Sie Ihre Füße baden, einen Eßlöffel Salz zusetzen oder sich ein fertiges Bad in der Apotheke, beim Fußpfleger oder dem Sanitätsgeschäft kaufen. Sie haben eine große Auswahl, Sie können sich nach Ihren Vorlieben richten, es gibt Badezusätze mit Latschenkieferextrakt, Kamillenlösung, Bergkräutern usw. Wenn Sie sich einen besonderen Gefallen tun möchten, dann reiben Sie die Füße anschließend mit einem Balsam ein. Die Haut wird geschmeidiger, Sie beugen der Bildung von Schrunden und Rissen vor. Wenn Sie das Einreiben mit einer Massage und Gymnastik verbinden, dann stellen Sie auch »anspruchsvolle und beanspruchte Füße« zufrieden. Ein Programm finden Sie auf den folgenden Seiten.

»Beweglich bleiben«: Vorschläge für eine tägliche Gymnastik und Massage

Viele Fußbeschwerden lassen sich durch eine eigenständige Gymnastik und Massage der Füße lindern oder vermeiden. Ziel der Übungen ist es, die einseitige Belastung auszugleichen. Da wir gezwungen sind Schuhe zu tragen, wird der Fuß immer wieder einer gleichmäßigen und eintönigen Bewegung ausgesetzt. Er kann sich im Laufe des Tages nicht regenerieren.

Auf den folgenden Seiten schlage ich Ihnen einige Übungen vor, die Sie – wenn möglich – regelmäßig morgens und/oder abends ausführen sollten.

Steht morgens die aktivierende Gymnastik im Vordergrund, so entlastet die abendliche Fußpflege mit einem Bad, Massagen und Bewegungsübungen Ihre müden Füße.

Der Zeitaufwand beträgt nur wenige Minuten. Es ist empfehlenswert, die Übungen jeweils fünf bis zwanzig Mal zu wiederholen. Sie sollten sie am besten barfuß ausführen. Die Gymnastik darf Ihnen nicht weh tun. Verspüren Sie Schmerzen, so fragen Sie Ihren Arzt, bevor Sie die Übungen fortsetzen. Im Laufe der Zeit werden Sie herausfinden, welche Übungen Ihnen am besten tun, Sie können das Programm dann nach Ihrem Geschmack abändern.

Morgengymnastik

1. Radfahren in der Luft
2. Rumpfbeugen im Liegen
3. Aktive Zehengymnastik
4. Zehenspitzengang
5. Hackenstand, Hackengang

Abendprogramm

1. Warmes Fußbad
2. Eigene Fußmassage von Hand und mit Geräten
3. Dehnungsübungen der Zehengelenke
4. Fersenheben und -senken (nach THOMSEN)
5. Innen- und Außenkanten des Fußes
6. Aktive Zehengymnastik
7. Ausruhen

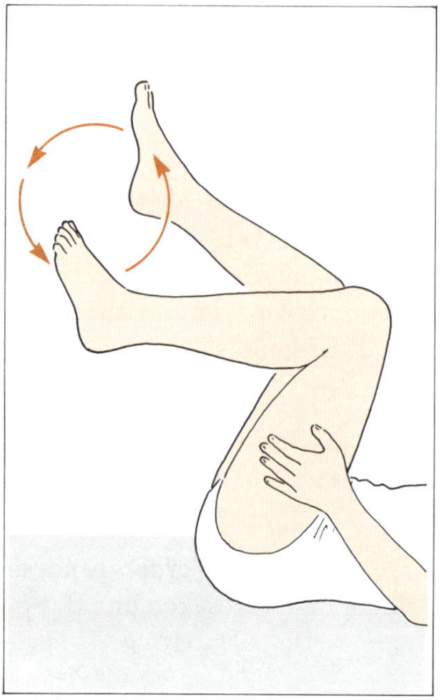

Sie kennen diese Übung und haben sie vielleicht schon allein oder mit Ihren Kindern gemacht.

Legen Sie sich auf den Rücken und heben Sie die Beine mit gebeugten Hüften an.

Bewegen Sie sie wie beim Radfahren in der Luft.

Nachdem Sie diese Übung mehrmals gemacht haben, legen Sie Ihre Beine wieder ab und wiederholen Sie sie im Anschluß noch einige Male.

Ziel der Übung
Verbesserung der Durchblutung und des Transports venösen Blutes sowie der Lymphe zum Herzen
Vorbeugung gegen Krampfadern
Kräftigung der Bein- und Bauchmuskulatur

Eine unterstützende Wirkung wird erreicht durch:
Spazierengehen
Radfahren
Treppensteigen
Schwimmen
Kalte Abduschungen, Wassertreten
Hochlegen der Beine

Nicht durchführen bei:
Akuten Erkrankungen oder Schmerzen der Wirbelsäule, der Hüft- oder Kniegelenke
Ausgeprägten Durchblutungsstörungen der Beine
Venenentzündungen

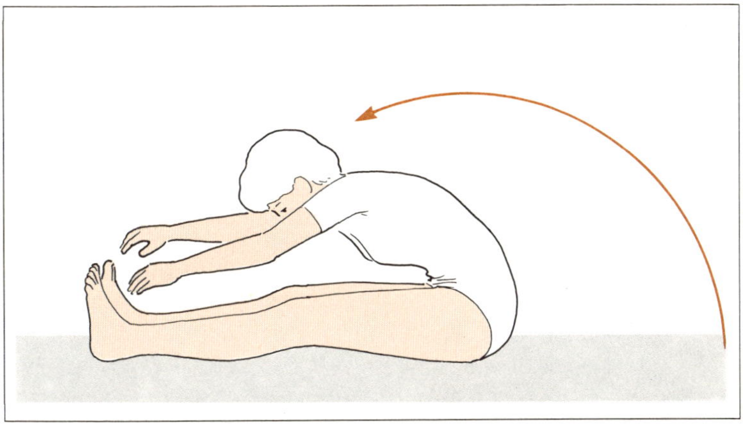

Richten Sie sich im Liegen mit Hilfe Ihrer Bauchmuskeln auf.

Lassen Sie die Beine gestreckt. Leichter geht es, wenn Sie die Füße gehalten bekommen oder Sie sie am Bett »festklemmen« können.

Ziel der Übung
Anregung des Blutkreislaufes
Aktivierung großer Muskelgruppen des Rumpfes und der Beine
Verbesserung der Kondition
Aktivierung der Atmung

Eine unterstützende Wirkung wird erreicht durch:
Spazierengehen
Radfahren
Treppensteigen

Nicht durchführen bei:
Akuten Erkrankungen oder Schmerzen der Wirbelsäule
Brüchen der Bauchdecke

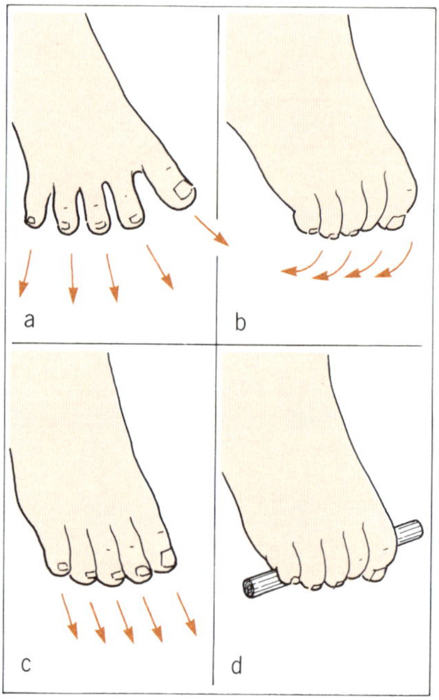

Eine aktive Zehengymnastik können Sie mehrfach im Laufe des Tages machen. Es ist eine Wohltat für Ihre Füße, wenn sich Ihre Zehen ohne Schuhe bewegen können. Spreizen Sie die Zehen soweit Sie können. Krallen Sie sie abwechselnd ein und heben Sie sie kräftig an. Wiederholen Sie diese Übungen viele Male. Ihre Wirkung merken Sie gleich wenn Sie beim Laufen Schmerzen hatten oder Ihnen die Füße kalt wurden. Der Schmerz läßt rasch nach, die Durchblutung nimmt zu.

Sie verstärken die Wirkung der Übungen, wenn Sie aktiv mit Ihren Zehen greifen und Gegenstände anheben (Bleistift, Taschentuch). Mit der Zeit werden Ihre Zehen geschickter.

Ziel der Übung
Erhalt und Verbesserung der Zehenbeweglichkeit
Vorbeugung gegen Spreizfuß, Hallux valgus, Krallen- und Hammerzehen
Verbesserung von Durchblutung und Stoffwechsel
Lockerung überbeanspruchter Füße
Kräftigung der Zehenmuskulatur

Eine unterstützende Wirkung wird erreicht durch:
Barfuß gehen
Tragen von Gesundheits- oder Gymnastiksandalen
Dehnübungen der Zehen
Bewegungsübungen im warmen Wasser (Fußbäder)

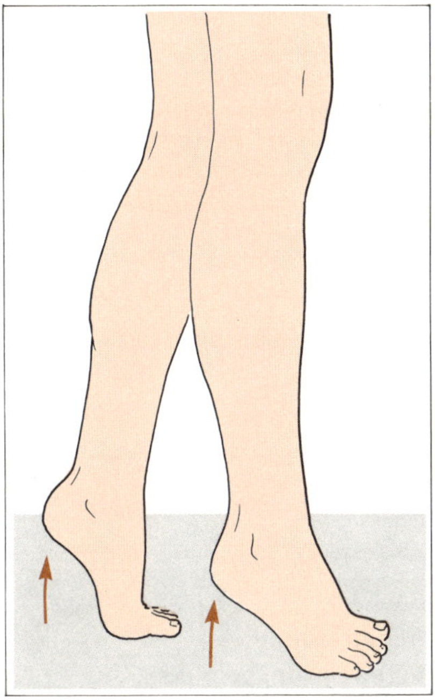

Stellen Sie sich auf die Zehenspitzen, bleiben Sie einen Moment stehen, dann lassen Sie sich langsam wieder in den normalen Stand zurücksinken. Wiederholen Sie diese Übung mehrere Male.

Laufen Sie anschließend auf Zehenspitzen. Als Untergrund für den Zehenspitzengang eignen sich Teppichboden, Rasen oder Sand.

Ziel der Übung
Kräftigung der Wadenmuskulatur
Aufbau des Fußlängsgewölbes
Verbesserung der Zehenbeweglichkeit
Anregung des Stoffwechsels und des Rücktransports des venösen Blutes zum Herzen

Eine unterstützende Wirkung wird erreicht durch:
Barfußlaufen
Bewegungsübungen während des Tages, z.B. Heben und Senken des Fußes, Anspannen der Wadenmuskulatur beim Sitzen, Wippen auf den Zehenspitzen beim Stehen, z.B. während des Wartens auf eine Straßenbahn

Nicht durchführen bei:
»Durchgetretenen Füßen«, stärkeren Spreizfüßen, ausgeprägtem Hallux valgus

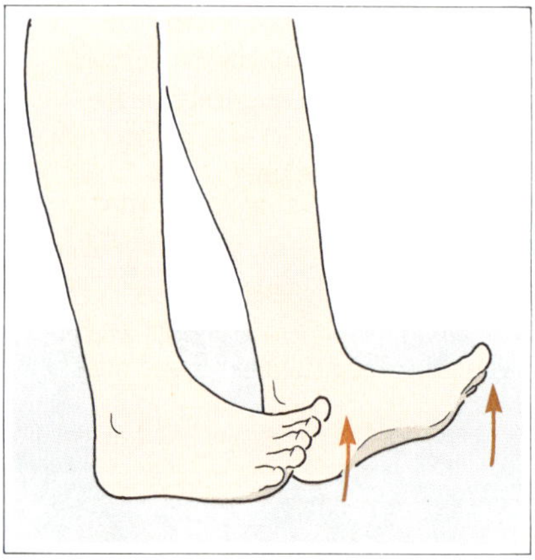

Im Anschluß an den Zehenspitzenstand versuchen Sie sich auf die Hacken zu stellen. Halten Sie sich an der Wand oder einem Schrank fest und ziehen Sie die Fußspitzen so weit wie möglich hoch. Laufen Sie einige Schritte.

Es empfiehlt sich, diese Übung im Wechsel mit dem Zehenspitzenstand durchzuführen.

Ziel der Übung
Kräftigung der Zehenstrecker und Fußheber
Dehnung des Wadenmuskels und der Achillessehne
Verbesserung der Beweglichkeit des oberen Sprunggelenks

Eine unterstützende Wirkung wird erreicht durch:
Bergaufgehen
Treppabgehen
Radfahren
Fersenheben und -senken

Nicht durchführen bei:
Allen Erkrankungen der Ferse und der Achillessehne
Gleichgewichtsstörungen

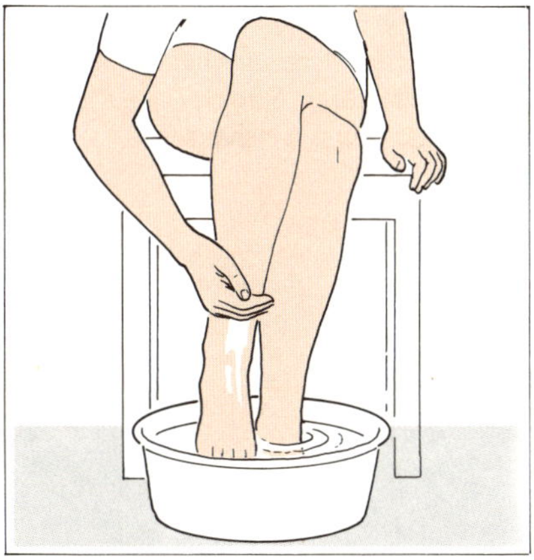

Ein warmes Fußbad entspannt und lindert Beschwerden.

Geben Sie dem Fußbad einen Eßlöffel Salz hinzu oder einen in der Apotheke erhältlichen Badezusatz. Frottieren Sie den Fuß danach mit einem Handtuch.

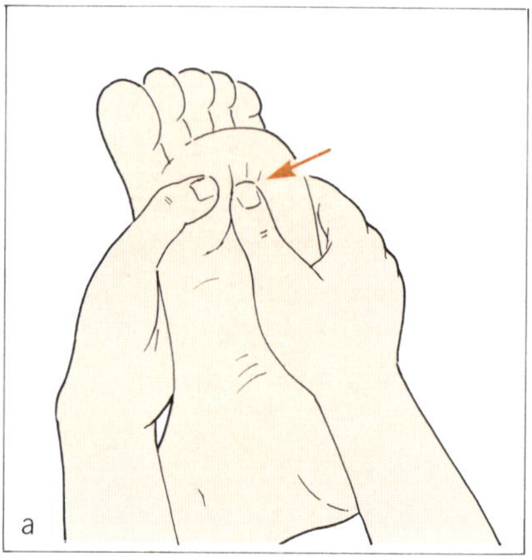

Gerade wenn Sie unter »müden Füßen« und Fußschmerzen leiden kann Ihnen eine leichte Massage, die Sie selbst durchführen können, Linderung verschaffen.

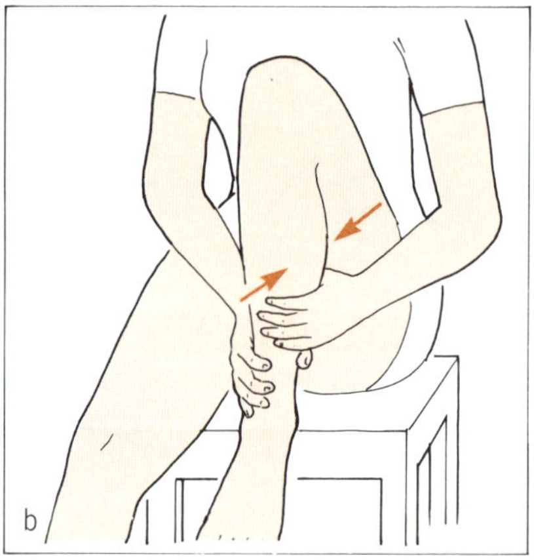

Setzen Sie Ihre Füße auf einen gegenüberstehenden Stuhl und streichen Sie die Haut von den Fußzehen unter zunehmendem Druck bis zum Knie.

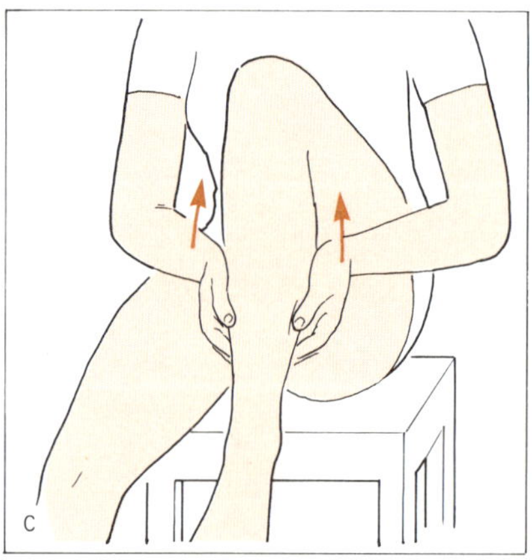

Kneten Sie Ihre Füße und Unterschenkel um den Stoffwechsel anzuregen. Sie können die Haut auch mit den Fingerspitzen oder den Daumenballen reiben.

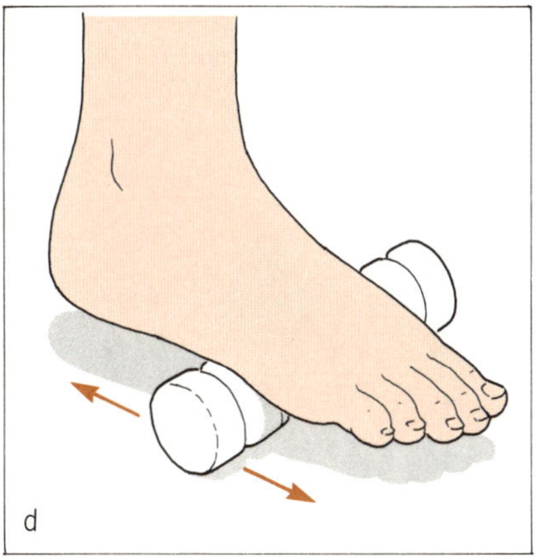

Zur Behandlung der Füße haben sich hölzerne Rollen bewährt, auf die Sie den Fuß aufsetzen und mit der ganzen Fläche oder der Innen- bzw. Außenkante abrollen. Mit der Walze können Sie auch die Zehenbeeren massieren.

Neben den Walzen bieten die Sanitätsgeschäfte auch kompliziertere Geräte mit Noppen und drehbaren Rollen und sogar einem elektrischen Antrieb an. Ihre Wirkung beruht auf den gleichen Prinzipien. Je nach Geschmack und Geldbeutel können Sie sich auch für ein derartiges Gerät entscheiden.

Ziel der Übung
Verbesserung der Zirkulation von Blut- und Lymphflüssigkeit
Anregung des Stoffwechsels
Steigerung des Wohlbefindens
Beseitigung von Muskelhärten

Eine unterstützende Wirkung wird erreicht durch:
Aktive Gymnastik
Bewegung im allgemeinen
Hochlegen der Beine

Nicht durchführen bei:
Offenen Beinen
Entzündungen
Hochgradigen Durchblutungsstörungen

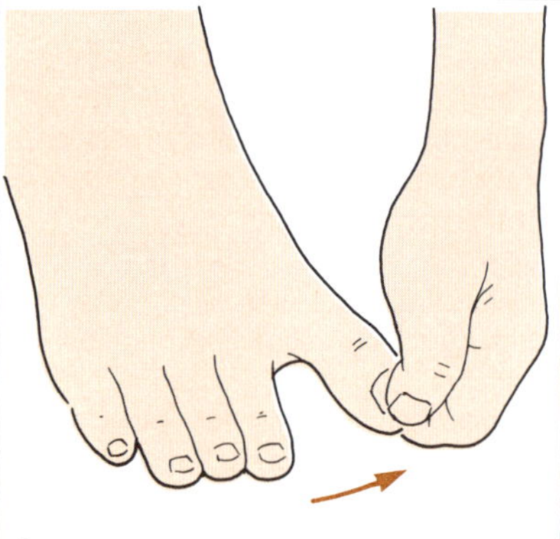

a

Jede Einschränkung der Beweglichkeit der Zehengelenke begünstigt die Entstehung von Hammer- und Krallenzehen. Auch eine bereits eingeschränkte Beweglichkeit läßt sich verbessern!

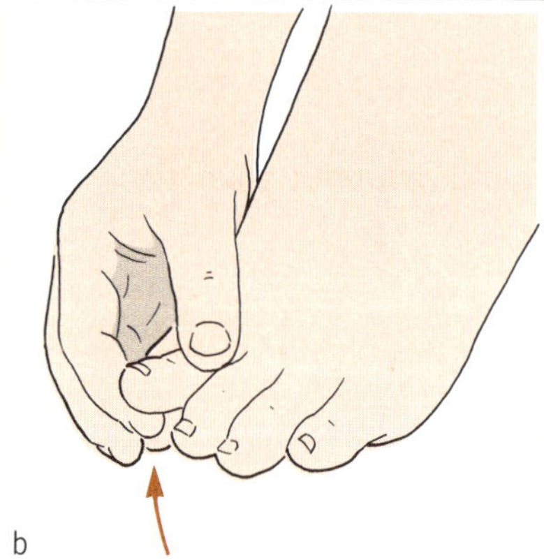

b

Nehmen Sie die Zehen zwischen Zeigefinger und Daumen und bewegen Sie sie unter Zug. Überstrecken Sie dabei die Gelenke und dehnen Sie die eingeschrumpfte Gelenkkapsel. Nehmen Sie sich jede Zehe einzeln vor. Die große Zehe sollten Sie zusätzlich nach innen bewegen.
Am besten ist es, wenn Sie die Übungen täglich nach einem Fußbad machen.

Ziel der Übung

Verhinderung oder Behandlung von Einschränkungen der Zehenbeweglichkeit sowie der Hammer- und Krallenzehen
Vorbeugung gegen Hallux valgus und Spreizfuß
Kräftigung der Zehenmuskulatur

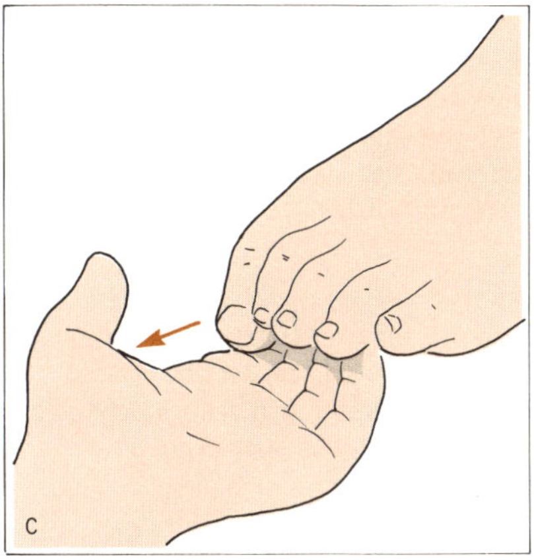

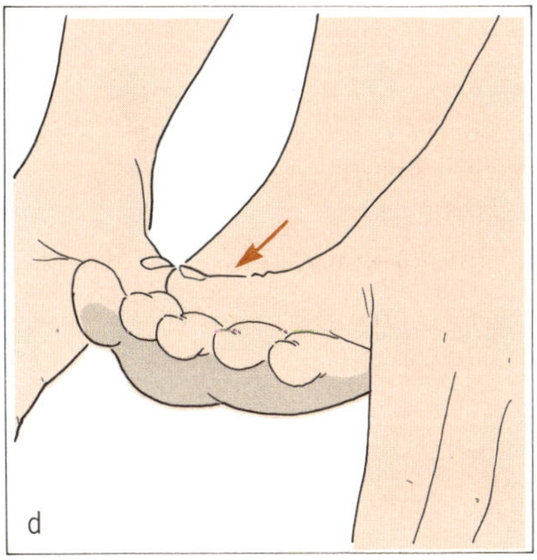

Im Anschluß daran bewegen Sie Ihre Zehen aktiv gegen den Widerstand Ihrer Finger.

Eine unterstützende Wirkung wird erreicht durch:
Aktive Zehengymnastik
Barfußgehen
Tragen von Gesundheits- oder Gymnastiksandalen

Nicht durchführen bei:
Starken Durchblutungsstörungen der Zehen
Offenen Wunden
Entzündungen der Zehen

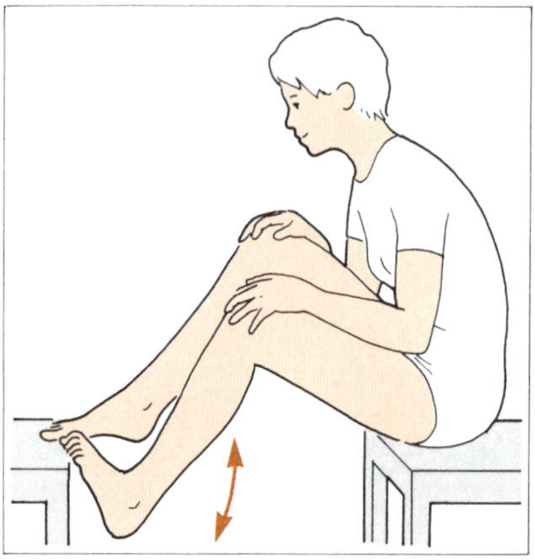

Sie setzen sich auf einen Stuhl und stellen die Füße auf einen gegenüberstehenden Stuhl oder Tisch. Sie lehnen den Oberkörper nach vorne und legen die Hände auf die Knie. Jetzt heben und senken Sie die Fersen so weit Sie können.

Wenn Sie mit Ihren Händen gegen die Knie drücken und damit bei der Übung einen Widerstand geben, kräftigen Sie gleichzeitig den Waden- und Schienbeinmuskel.

Ziel der Übung

Verbesserung der Beweglichkeit im oberen Sprunggelenk
Dehnung des Wadenmuskels und der Achillessehne
Kräftigung des Waden- und vorderen Schienbeinmuskels

Eine unterstützende Wirkung wird erreicht durch:

Bergaufgehen
Treppabgehen
Radfahren
Benutzung eines Fußhöckerchens
Heben und Senken des Fußes beim Fernsehen, sitzender Tätigkeit usw.

Nicht durchführen bei:

Entzündungen der Achillessehne oder der Ferse
Fersensporn

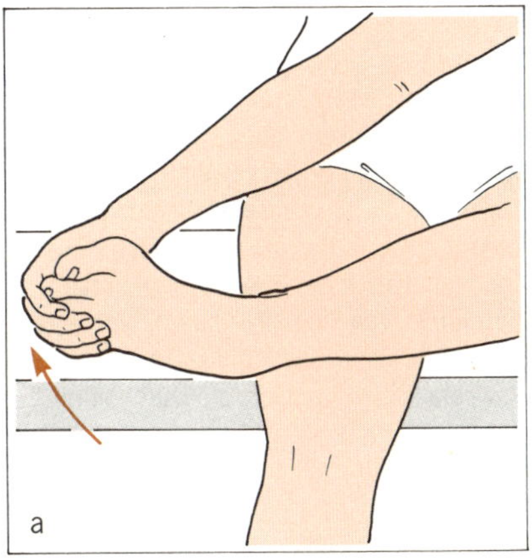

Sie können diese Übung im Sitzen und zum Teil im Stehen ausüben. Schlagen Sie zuerst im Sitzen ein Bein über und legen Sie es mit dem Außenknöchel auf Ihren Oberschenkel. Kanten Sie den Fußaußenrand nach innen. Helfen Sie mit Ihren Händen etwas nach und bewegen ihn soweit es geht, ohne daß Sie Schmerzen verspüren.

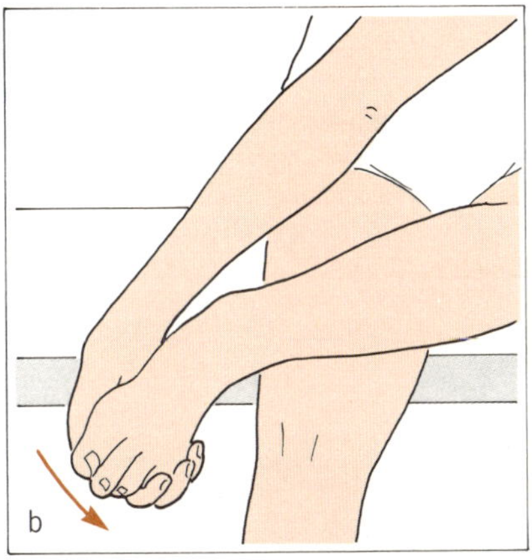

Machen Sie jetzt die entgegengesetzte Übung und hebeln Sie den Fußaußenrand nach oben. Sie bewegen Ihren Fuß bei dieser Übung im unteren Sprunggelenk und der Fußwurzel.
Wenn Sie sportlich sind können Sie die Innen- und Außenkantung des Fußes auch im Stand versuchen.

Ziel der Übung
Verbesserung der Beweglichkeit des unteren Sprunggelenks und der Fußwurzel- bzw. Mittelfußgelenke
Anregung des Stoffwechsels
Erhöhung der Anpassungsfähigkeit des Sprunggelenks an die Unebenheiten des Bodens

Eine unterstützende Wirkung wird erreicht durch:
Barfußlaufen
Schwimmen
Gehen in unebenem Gelände

Nicht durchführen bei:
Entzündungen und Arthrosen des unteren Sprunggelenks
Instabilität der Knöchelbänder

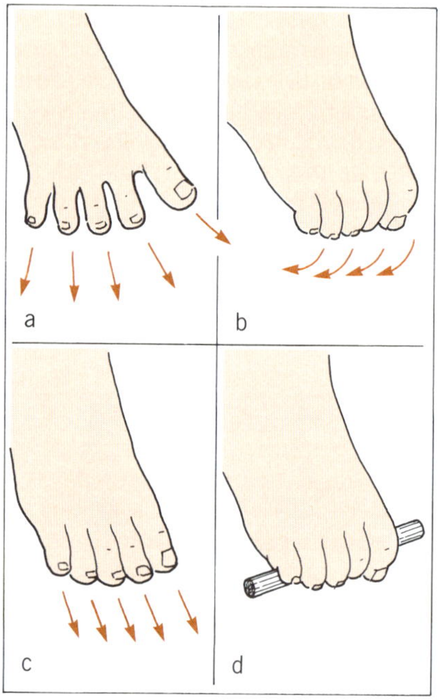

Eine aktive Zehengymnastik können Sie mehrfach im Laufe des Tages machen. Es ist eine Wohltat für Ihre Füße, wenn sich Ihre Zehen ohne Schuhe bewegen können. Spreizen Sie die Zehen soweit Sie können. Krallen Sie sie abwechselnd ein und heben sie kräftig an. Wiederholen Sie diese Übungen viele Male. Ihre Wirkung merken Sie gleich wenn Sie beim Laufen Schmerzen hatten oder Ihnen die Füße kalt wurden. Der Schmerz läßt rasch nach, die Durchblutung nimmt zu.

Sie verstärken die Wirkung der Übungen, wenn Sie aktiv mit Ihren Zehen greifen und Gegenstände anheben (Bleistift, Taschentuch). Mit der Zeit werden Ihre Zehen geschickter.

Ziel der Übung

Erhalt und Verbesserung der Zehenbeweglichkeit
Vorbeugung gegen Spreizfuß, Hallux valgus, Krallen- und Hammerzehen
Verbesserung von Durchblutung und Stoffwechsel
Lockerung überbeanspruchter Füße
Kräftigung der Zehenmuskulatur

Eine unterstützende Wirkung wird erreicht durch:

Barfußgehen
Tragen von Gesundheits- oder Gymnastiksandalen
Dehnübungen der Zehen
Bewegungsübungen in warmem Wasser (Fußbäder)

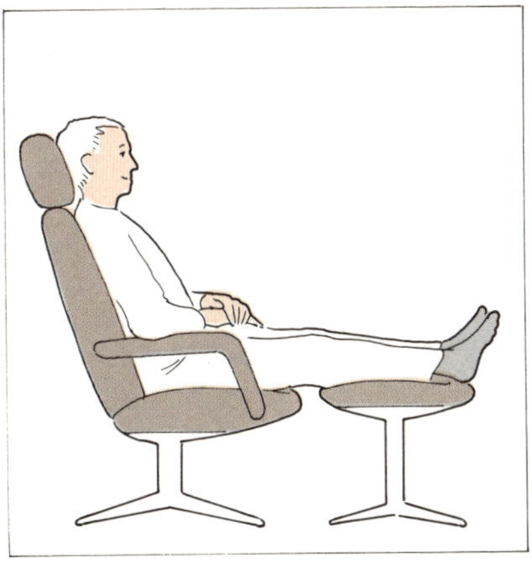

Ausruhen! Nach einem anstrengenden Tag haben Sie Ruhe verdient. Legen Sie Ihre Beine hoch.

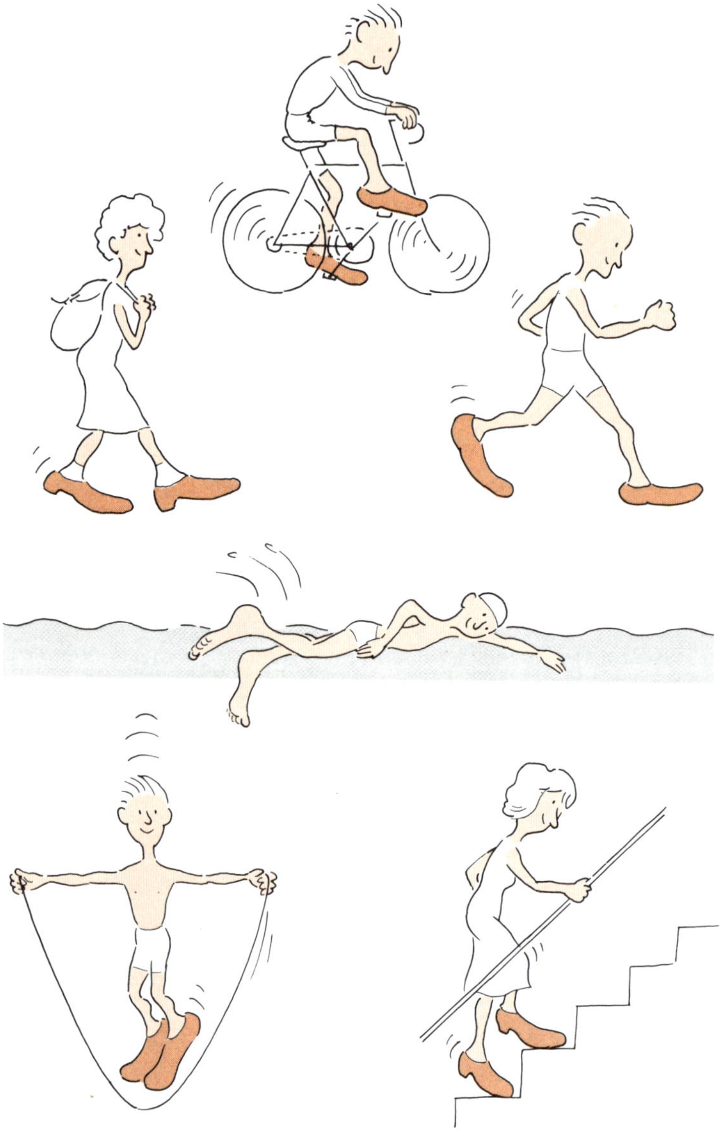

»Wo uns der Schuh drückt« – ein Blick zurück in die Geschichte

»Schon oft habe ich mich verwundert, wie vernünftige Menschen sich abarbeiten konnten, die Füße der Lastthiere bequem zu versorgen, indessen sie ihre eigenen vernachlässigen, und sich gänzlich der dummen Unerfahrenheit solcher Leute übergeben, die alle mit einander nicht mehr Kenntnisse besitzen, als nach itzigem Gebrauch und lächerlicher Mode einen Schuh zu machen, der meistens den Fuß drückt, die Zehen von Jugend auf elendiglich verdirbt, und durch die Leichdorne (Hühneraugen), diese unzertrennlichen Folgen der Unwissenheit dieser Handwerker, den Gang nicht allein beschwerlich, sondern auch öfters ganz unmöglich macht. Bei uns, wo die chinesischen Frauen beklagt werden, und die Mode, der sie folgen müssen, grausam genannt wird, tragen eine Reihe von Jahrhunderten her beide Geschlechter ein solches Joch!« PETRUS CAMPER 1782[1]*

Der holländische Arzt PETRUS CAMPER hat vor mehr als 200 Jahren die Gleichgültigkeit der Menschen ihren Füßen gegenüber kritisiert und damit ein aktuelles Problem angesprochen. Auch heute noch leiden viele Menschen an vermeidbaren Schmerzen, Entzündungen oder Verformungen ihrer Füße. CAMPER sah die Schuhmode als Ursache der Fußbeschwerden an, sie richte sich mehr nach gesellschaftlicher Konvention als nach den Bedürfnissen der Füße (Abb. 40).

Zu seiner Zeit fertigten die Schuhmacher die Schuhe für den rechten und linken Fuß nur nach einem Leisten an. Die Schuhe waren symmetrisch und nahmen keine Rücksicht auf die unterschiedliche Form der Füße. Die große Zehe mußte sich erst mit der Zeit aus dem Leder herausarbeiten und ihren Platz finden. In dem von dem Arzt BERNHARD CRISTOPH FAUST 1794 veröffentlichten Gesundheitskatechismus finden wir eine sehr schöne Abbildung, die die Beeinträchtigung des Fußes durch den symmetrischen Leisten deutlich zeigt (Abb. 41).

---

* Mit diesen Ziffern finden Sie am Ende dieses Kapitels die entsprechenden, zitierten Literaturstellen (S. 170).

Peter Camper's

Abhandlung

über den

besten Schuh.

Aus

dem Holländischen übersetzt

von

Joseph Franz Edlen von Jacquin.

WIEN

verlegt bei Christian Friederich Wappler.

1782.

Abb. 40 Titelblatt der deutschen Übersetzung.

Aus den nachstehenden Figuren kann man deutlich ersehen, wie die Schuhe gestaltet seyn müßten. Die mittelste Figur (1) ist die wahre Gestalt der Sohle des linken Fußes; die vordere Figur (3) zeigt, wie die Sohle des linken Schuhes gestaltet seyn müsse; und die hintere Figur (2) zeigt, daß unsere gewöhnlichen Schuhe über einen Leisten ganz und gar nicht passen. Sie drücken die Zähen, die keinen Raum darin haben, zusammen; und durch diese gewaltsame Zusammendrückung des Fußes und der Zähen wird sowohl die freye, leichte Stellung, als der leichte, feste Gang des Menschen, die von so großem Nutzen und zur Arbeit so nothwendig sind, ganz verdorben.

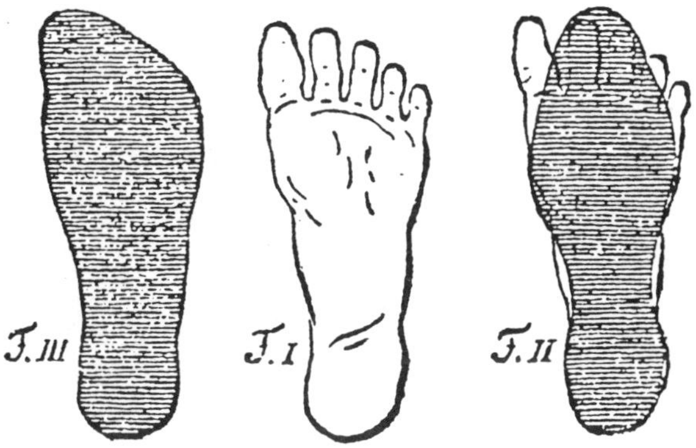

Abb. 41 Der symmetrisch geschnittene Schuh (rechts) engt die Zehen ein. Der Leisten müßte nach B. C. Faust wie Figur III aussehen. In: B. C. Faust: Gesundheitskatechismus zum Gebrauche in den Schuhen… Bückeburg 1794. S. 112.

Seine Wirkung war um so ungünstiger, je enger der Schuh geschnitten war. Dabei muß ein symmetrischer Schuh nicht in jedem Fall den Fuß beeinträchtigen. Von Albrecht Dürer ist die Zeichnung eines sogenannten Kuhmaulschuhs überliefert, mit der er seinem Schuhmacher genaue Anweisungen für die Herstellung gab. Die betonte Breite des Vorfußes ließ der großen Zehe nach rechts und links Platz, so daß die Kuhmaulschuhe ohne Unterschied an beiden Füßen getragen werden konnten (Abb. 42, Schuhe A. Dürers).

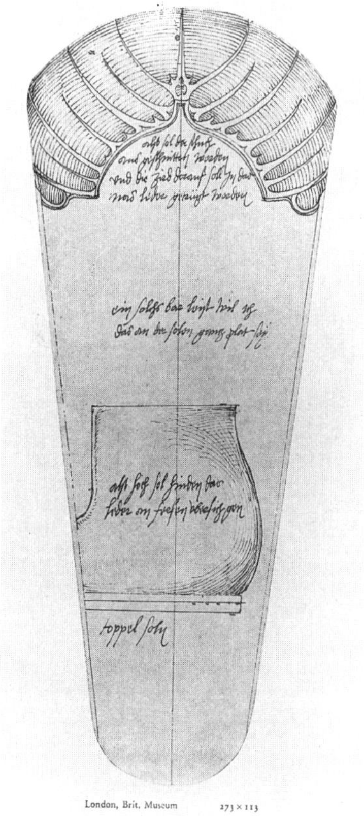

London, Brit. Museum 273 × 113

938. Vorzeichnung für einen Schuh

Abb. 42
Zeichnung Albrecht Dürers für seinen Kuhmaulschuh

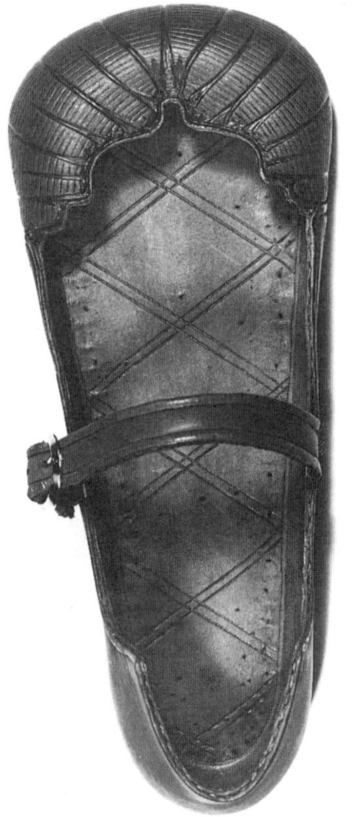

Kuhmaulschuh 1974 nach der Zeichnung Dürers gearbeitet
(Deutsches Ledermuseum Offenbach 6. 11. 05).

Im Laufe der Jahrhunderte änderte sich die Schuhform und immer spitzere und schmälere Schuhe, die mit Absätzen versehen wurden, kamen in Mode. Obwohl gerade bei den spitzen Schuhen die gesonderte Anfertigung für den rechten und linken Fuß notwendig gewesen wäre, stellten sich die Schuhmacher nicht um. Die Handwerker blieben den Traditionen verhaftet, und CAMPER konnte mit Recht von ihrer »Unwissenheit« sprechen.

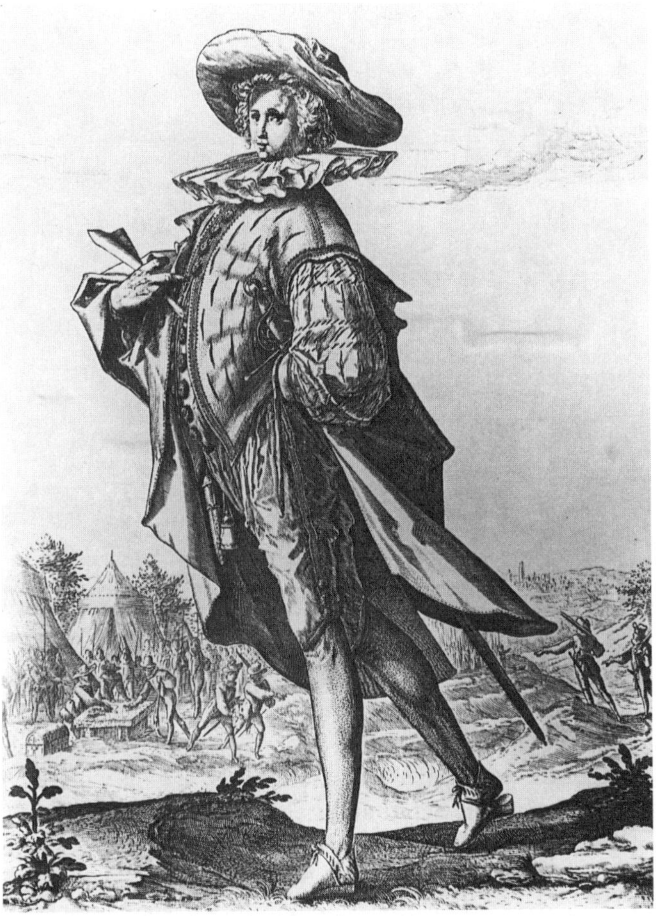

Abb. 43 Keilabsatz zur Betonung der Figur am Fuße eines Offiziers (um 1595, Deutsches Ledermuseum Offenbach/M 6. 13. 01).

Daneben hatte die Höhe des Absatzes einen nicht zu unterschätzenden Einfluß auf die Entstehung von Fußerkrankungen. In der Antike waren die Schuhe absatzlos, die Menschen gingen barfuß oder in Sandalen. Der Absatz entstand nach neueren Forschungen in den Reiterarmeen der asiatischen Nomaden während der Völkerwanderungszeit.[2] Er gab dem Fuß im Steigbügel Halt, entlastete die Beine der Reiter und verbesserte die Kampfbedingungen, da er es ermöglichte,

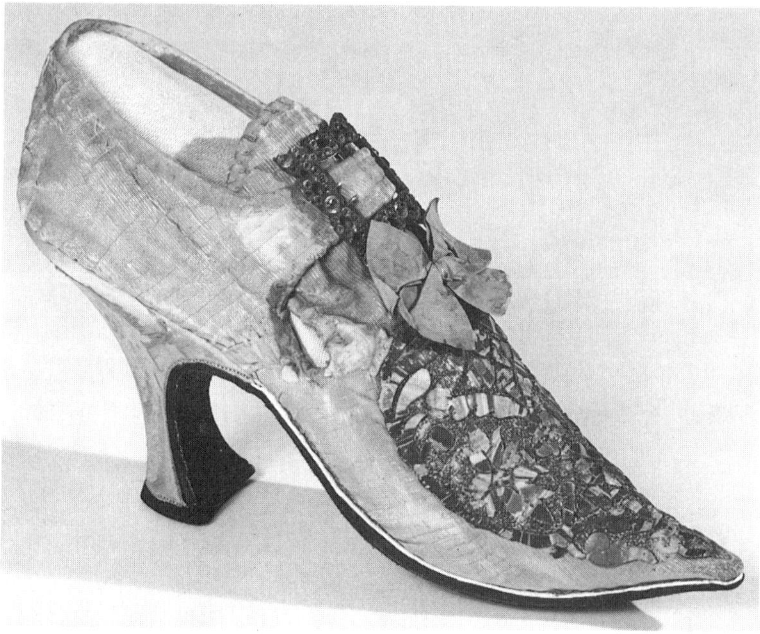

Abb. 44 Damenschuh um 1730, Höhe des Absatzes 8,5 cm (Deutsches Ledermuseum Offenbach/M 6. 14. 41).

sich im Sattel aufzustellen. Vereinzelt finden sich ab dem 14. Jahrhundert Darstellungen von Schuhen mit Absätzen. In Europa wurde der Absatz erst spät, im 16. und 17. Jahrhundert eingeführt. Die ursprüngliche Funktion trat am normalen Schuh zugunsten einer figurbetonenden Wirkung zurück. Von ihr machten zuerst die Männer Gebrauch, um ihre körperliche Überlegenheit im Krieg zu demonstrieren (Abb. 43). Einer der besten Kenner der Geschichte der Schuhmode, G. GALL, schrieb:

»Der Keilabsatz ist dabei ein entscheidender Faktor, die Wadenmuskeln anzuspannen und der Betonung des Oberkörpers entgegenzukommen, eine Betonung, die durch die ausgestopfte Gänsebrust verstärkt wurde. Bei der Kriegführung um 1600, die trotz Feuerwaffen noch in stärkstem Maße den Kampf Mann gegen Mann erforderte, hatte eine sehr »männlich« wirkende Figur psychologische Vorteile gegenüber dem kleineren Kämpfer. Wie sehr dies im militärischen

Bereich erkannt worden war, läßt sich schon daran erkennen, daß die Militärschuhe im 30jährigen Krieg oder noch in der friderizianischen Armee den hohen, aber in sich hohlen Absatz hatten.«[3]

Was den Landsknechten recht war, konnte den Frauen billig sein. Auch sie lernten die »modellierende« Wirkung des Absatzes kennen. Das Dekolleté wurde attraktiver, der Po betont und der Gang graziler, »jungfräulicher«. Welch geringer Aufwand um eine Verbesserung der Figur zu erreichen! Die Nachteile bemerkten die Damen erst im Laufe der Zeit. Die Barbiere und Wundärzte konnten sich über einen Mangel an Arbeit nicht beschweren. Zur Zeit PETRUS CAMPERS traf der abgebildete Schuh den Geschmack des Publikums (Abb. 44, Ledermuseum Offenbach, 6.14.41). Die Dame, die ihn trug, konnte zwar das Interesse ihrer Umwelt auf sich ziehen, wurde aber mit ihren Schuhen nicht glücklich. Sie litt an durchgetretenen Füßen und Druckstellen. CAMPER stellte fest:

»Das allgemeinste, und nicht minder schmerzliche Ungemach sind die Leichdorne oder Hühneraugen ... Diese kommen meistens oben auf den Knöcheln der krumm aufgezwungenen kleinen Zehen vor ... Die auf diesem Platz natürlich dünne Oberhaut ist es, welche durch den fortdauernden Druck verdickt, und wie Horn hart geworden ist, alsdenn kömmt eine zweite Verdickung hinzu, die etwas breiter wird, bis daß ein Dorn gestaltet worden, der das sehnenartige Häutchen auf dem Knöchel drückt, und einen Schmerz verursacht, den wahrscheinlich alle meine Leser besser kennen werden, als ich vermögend bin, ihn mit Worten zu beschreiben.«[4]

Die Behandlung dieses schmerzhaften Leidens bereitete CAMPER keine Schwierigkeiten:

»Geräumige Schuhe, die besonders wohl passen, sind in diesem Falle auch das vornehmste Mittel ...«

CAMPER war kein skurriler Außenseiter, er zog aus seinen Beobachtungen nur die konsequentesten Schlußfolgerungen, die er, nicht frei von Polemik, veröffentlichte. In der medizinischen Literatur der damaligen Zeit findet man eine große Anzahl von Hinweisen auf die gesundheitsschädliche Wirkung der Schuhe, die allenfalls etwas vorsichtiger formuliert wurden. Schließlich wollten die Ärzte ihre wohlhabenden Privatpatienten (Krankenkassen gab es damals noch nicht) behalten und sie nicht durch »Besserwisserei« und ständiges Insistieren vergraulen. Außerdem, und das galt auch schon vor 200 Jahren, ist die ärztliche Praxis keine moralische Anstalt, in der den Patienten mit dem Fegefeuer gedroht wird.

Zehn Jahre später äußerte sich AUGUST GOTTLIEB RICHTER, ein führender Arzt seiner Zeit, zu den Ursachen der Hühneraugen. Nach einer detaillierten Beschreibung lesen wir:

»An den Füssen sind sie gemeiniglich dem Gebrauche enger Schuhe zuzuschreiben, und deswegen sind vorzüglich Personen vornehmen Standes, am meisten aber Frauenzimmer damit beschweret. Bey den letzteren tragen zu ihrer Entstehung auch die hohen Haken sehr viel bey, wodurch die Wirkung der ganzen Last des Körpers nach den Fußzehen hingeleitet wird, und diese folglich in der Spitze des Schuhs aufs heftigste eingeklemmt werden...«[5]

Und die Behandlung? Sie war einfach, wurde aber oft nicht befolgt. Lassen wir noch einmal RICHTER zu Wort kommen:

»So leicht und zuverlässig die gründliche Kur ist, wird sie dennoch selten bewerkstelligt, weil wenige Kranke Geduld genug haben, sie ganz zu vollenden, und gemeiniglich davon abstehen so bald sie Linderung empfinden. Es ist unmöglich den Kranken völlig von seinen Hühneraugen zu befreyen, wenn man nicht während der Kur alle oben angezeigten Ursachen der Hühneraugen bey Seite räumt; das ist, wenn der Kranke sich nicht entschließt, während der Kur, weite, weiche, mit niedrigen Haken versehene Schuhe zu tragen...«[6]

RICHTER und seine Kollegen registrierten die »soziale Komponente« der Fußerkrankungen. Der Arzt HEINRICH CALLISSENS bemerkte »dieses Uebel häufiger bei erwachsenen Personen, als bey Kindern, bey vornehmen Frauenspersonen häufiger, als bey gemeinen ... Mannspersonen«.[7] Wenn vor allem Frauen aus gehobenen Gesellschaftsschichten betroffen waren, dann läßt sich unschwer erraten, daß sich dahinter, neben dem Bedürfnis mit der Mode zu gehen, auch soziale Anpassung und Zwang verbarg. Wer »dazugehören« wollte, mußte sich dem Zeitgeschmack unterwerfen. Das Sprichwort »Wer schön sein will muß leiden« charakterisiert sehr treffend die damalige Lage der Frauen.

Der Berliner Medizinprofessor JOHANN GOTTLOB BERNSTEIN wies auf die Folgen anderer, nicht gerade gesundheitsfördernder Modeerscheinungen hin. Er registrierte Hühneraugen »am oberen Rande des Hüftknochens vom Druck der Schnürbrust, sogar an den Ohren der Frauenzimmer von schweren Ohrgehängen«.[8] Um möglichst elegant auszusehen, trugen die Frauen der gehobenen Gesellschaftsschichten im 18. Jahrhundert ein Korsett, das sich zur Taillie hin stark verjüngte. Der Körper wurde eingeschnürt, die inneren Organe in ihrer Funktion beeinträchtigt und der Brustkorb verformt. Das Hühnerauge auf dem Hüftknochen war noch die geringste Nebenwirkung.

Für uns ist der Zusammenhang zwischen Schnürbrüsten und engen Schuhen interessant, beide haben ihren Ursprung in einer Mode, die den menschlichen Körper nach einem Idealbild formen will. Die junge Frau mit schmaler Taille, Reifrock, ausgepolstertem Po, betontem Dekolleté und tippelndem Gang war die Urform eines Frauenbildes, das sich in Resten bis heute erhalten hat. Es löste beim männlichen Betrachter das Gefühl der Zerbrechlichkeit, der Fürsorge oder des Besitzstrebens aus. Das modellierende Korsett verstärkte die sexuellen Reize der Frau, aber behinderte gleichzeitig ihre Entfaltung. Höhere Attraktivität und »Schönheit« wurden mit einem Verlust an Freiheit bezahlt. Die damalige Mode gibt uns Hinweise auf die Rollenverteilung zwischen Mann und Frau in den führenden Gesellschaftsschichten. Wollte die Frau die Erwartungen ihrer Umwelt erfüllen, so mußte sie sich auf das Repräsentieren und »Schönsein« beschränken und auf eine aktive Gestaltung ihrer Umwelt verzichten. Die Kleidung verwies sie in eine passive Rolle (Abb. 45). Die Mode war in sich logisch, sie war zeitgemäß, denn sie spiegelte die sozialen Gegebenheiten und die Machtverteilung zwischen den sozialen Schichten und den Geschlechtern wider. Eine Änderung begann erst, als das althergebrachte Ständesystem des Adels zu wackeln begann, und der Feudalismus als Staatsform abgelöst wurde.

Die Ärzte konnten mit ihren Belehrungen zeitweise Erfolge verbuchen, allerdings nicht Kraft ihrer Argumente. Sie profitierten von einer Veränderung des geistigen Klimas in Europa, mit dem die Französische Revolution vorbereitet wurde, der Aufklärung. Im 18. Jahrhundert wurde der Adel und das höfische Leben der öffentlichen Kritik ausgesetzt. Es kam die Frage auf, warum künstliche Zöpfe getragen,

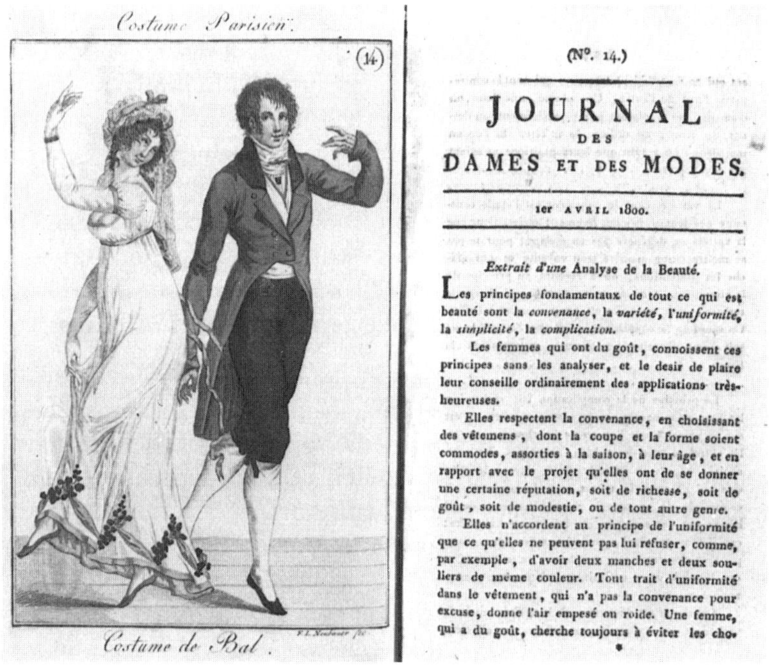

(N°. 14.)

JOURNAL DES DAMES ET DES MODES.

1er AVRIL 1800.

Extrait d'une Analyse de la Beauté.

Les principes fondamentaux de tout ce qui est beauté sont la *convenance*, la *variété*, l'*uniformité*, la *simplicité*, la *complication*.

Les femmes qui ont du goût, connoissent ces principes sans les analyser, et le desir de plaire leur conseille ordinairement des applications très-heureuses.

Elles respectent la convenance, en choisissant des vêtemens, dont la coupe et la forme soient commodes, assorties à la saison, à leur âge, et en rapport avec le projet qu'elles ont de se donner une certaine réputation, soit de richesse, soit de goût, soit de modestie, ou de tout autre genre.

Elles n'accordent au principe de l'uniformité que ce qu'elles ne peuvent pas lui refuser, comme, par exemple, d'avoir deux manches et deux souliers de même couleur. Tout trait d'uniformité dans le vêtement, qui n'a pas la convenance pour excuse, donne l'air empesé ou roide. Une femme, qui a du goût, cherche toujours à éviter les cho-

Abb. 45 Einfluß von Aufklärung und Französischer Revolution: Die graziöse Bewegung ersetzt den Absatz und die figurbetonte Kleidung.

der Brustkorb geschnürt und die Füße in zu engen und hohen Schuhen eingezwängt werden sollten. Die sprichwörtlichen »alten Zöpfe« wurden abgeschnitten, und die Mode unterwarf sich für einige Jahrzehnte dem Verlangen der Menschen nach körperlicher Freiheit, die als Voraussetzung der geistigen gesehen wurde. Der Absatz, der lange Zeit die weibliche Schuhmode bestimmt hatte, verschwand, die Schuhe paßten sich der Form der Füße an. Ein Redakteur des *Journal des Luxus und der Moden* schrieb im Juni 1802:

»Diese Erscheinung fällt mit Recht in dem 19ten Jahrhundert auf, wo alle unsere Damen übereingekommen zu seyn scheinen, den männlichen Schritt mit uns zu halten, und am zweckmäßigsten dazu die flache Sohle wählten, welche ihren Gang nie hemmen kann... Flache Sohlen geben Sicherheit und Bestimmtheit, der Gang wird selbständiger, aber – es verliert die Figur etwas vom Reitz der Weiblichkeit.«[9]

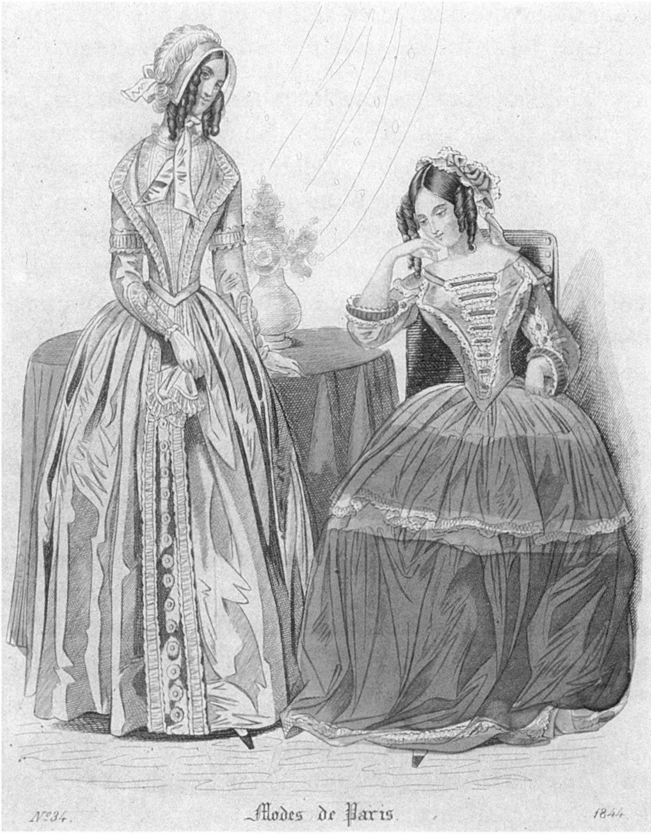

Abb. 46 Die Konvention siegte über die »Befreiung des Körpers«. (Journal des Dames et des Modes, 1844, Bl. 34.)

Doch auch nach der Französischen Revolution vergaßen die Menschen nicht ihre Freude an einer körperbetonten Mode. Die Kleider fielen locker von Schultern oder Hüften der Frauen. Die jugendlich-beschwingte Anmut die zuvor durch die Schuhe erzielt worden war, wurde durch die Bewegung ersetzt. Die Frauen liefen schwungvoll auf Zehenspitzen und streckten sich. Sie erreichten damit den Effekt, auf den es die Mode abgesehen hatte (Abb. 45). Betrachtet man Bilder aus der damaligen Zeit, so kann man den Eindruck gewinnen, daß schöne, »gefällige« Kleider und Schuhe zu den Urbedürfnissen des Menschen gehören, um deretwillen er bereit ist, Unbequemlichkeiten in Kauf zu nehmen und auf die abstrakte »Gesundheit« zu verzichten.

In der Mode dauerte die Rückbesinnung auf die »natürliche Kleidung« nicht allzulange (Abb. 46). Nachdem das Bürgertum seine Macht gefestigt hatte und den Reichtum der europäischen Länder genießen wollte, erwachte der Wunsch zu repräsentieren und ebenso gut wie ehedem der Adel zu leben. Zwar wurden die Schnürbrüste verdrängt, aber dafür kehrte die Schuhmode zurück. Zur Zeit des Feudalismus waren rote Absätze dem Herrscher vorbehalten, die Bürger genossen nun die Freiheit, es dem Adel nachzutun. Die Schuhe wurden spitzer, der Absatz wieder höher.

Die »Freiheit für die Füße« blieb zeitlich begrenzt. Nicht alle Frauen kamen in ihren Genuß: Die Mode zeigt immer nur Tendenzen an, viele laufen ihr hinterher, andere gehen schon einen Schritt voraus. Zudem konnte sich ein großer Teil der Bevölkerung nicht die Schuhe kaufen, die ihm von gesundheitsbewußten Ärzten empfohlen wurden. So wird auch in der Zeit, als die Forderung nach körpergerechter Kleidung mit der gesellschaftlichen Entwicklung parallel lief, noch manches Paar enger, über den Einheitsleisten gearbeiteter Schuhe getragen worden sein.

Die Klagen der Ärzte ließen zumindest nicht nach und konnten auch die weitere Entwicklung zum »schönen Schuh« nicht bremsen. Ich bezweifle sogar, daß sie überhaupt in der Lage waren, die Schuhmode wesentlich zu beeinflussen.

Bis zur Mitte des 19. Jahrhunderts blieb das Problem Fuß und Schuh ungelöst. Voller Sarkasmus zeichnete der Anatom HERRMANN VON MEYER 1857 ein Bild von den gesundheitlichen Verhältnissen jener Zeit und hielt den Bürgern ihren Spiegel vor. Schärfer noch als CAMPER zog er über die »so hochstehende zivilisierte Welt« und ihre Selbstgefälligkeit her. Die Wilden wollten sie mit ihrer Kultur beglücken, obschon sie selbst die einfachsten Grundregeln des Umgangs mit dem Körper mißachteten und mit Schmerzen und Krankheit bestraft wurden. Gefangen in einer Kultur, die sich als Krönung der menschlichen Entwicklung sah, konnten sie nicht einmal in angemessener Weise auf den Schmerz reagieren. MEYER äußerte sich mit den folgenden Worten:

»Man erzählte uns auch das freundliche Märchen vom Aschenbrödel, wie es heimlich auf dem Balle war und dort seinen Schuh verlor; und wie der Prinz alle Mädchen aufforderte, sich zu melden, wenn sie glaubten, der verlorene Schuh gehöre ihnen; und wie Aschenbrödels eitle Schwestern auch kamen und den Schuh anziehen wollten; und wie die eine von ihnen sich die Zehen abschnitt und die andere die Ferse, um den Fuß für den kleinen Schuh passend zu machen. Wie herzlich lachten wir über die Albernheit, den Fuß zu verstümmeln, nur um der lieben Eitelkeit willen, damit er in einen kleinen Schuh passe!

Wir erfuhren, in China werde den Mädchen die große Zehe auf den Fußrücken hinaufgebunden und die übrigen Zehen auf die Fußsohle hinabgebunden, damit die unschöne Verlängerung, welche die Zehen dem Fuße geben, beseitigt werde; – zwar sollten die Frauen nur dann gehen können, wenn sie jederseits durch eine Dienerin gestützt werden, welche gemeine Füße mit Zehen hat; das ist aber gleichgültig, vornehme Leute brauchen ja nicht zu gehen, sie lassen sich tragen oder schicken Diener. Wir erfuhren ferner, in Amerika lebe ein gar wildes Volk, die Kariben genannt, und bei diesem Volke sei es gemein einen gewöhnlich geformten Schädel zu haben; darum werden die Kinder in einen Trog von Baumrinde festgebunden und es werde ihnen der Kopf über Stirn und Hinterhaupt zusammengeschnürt, bis die Stirn die Gestalt der Affenstirne erhalten habe und jede Andeutung an das unschöne Geradeaufsteigen der menschlichen Stirne verwischt sei.

Wie freuten wir uns da, daß dergleichen bei uns doch nicht vorkomme! Und mit welchem Selbstgefühl blicken wir auf unser gebildetes Europa, wo man die edle Menschengestalt nicht durch muthwillige Verstümmlungen verunehrt!«[10]

Die seinen Zeitgenossen unterstellte Überheblichkeit kontrastierte er mit der »barbarischen Sitte« der Europäer, ihre Gesundheit der Eleganz zu opfern. Nach der plastischen Schilderung einer schmerzhaften Schuhanprobe beschrieb er das nun eingezwängte Standorgan:

»Dieser Fuß hat aufgehört ein Fuß zu sein, – er ist nur noch eine Masse, welche das Bein nach unten breiter macht und allenfalls noch zum Stützen des Körpers dienen kann, auch zum Gehen kann er wohl benutzt werden, aber nur mit Mühe und Unbeholfenheit und zum Schaden des Fußes selbst.«[11]

Am Ende seiner Streitschrift stellte er die eigene Kultur in Frage:

»Haben wir Ursache im Bewußtsein unserer Zivilisationsstufe über Chinesen und Kariben zu lachen? ... Sind nicht auch wir blind gegen den Schaden, den die Mode unserem Körper zufügt, wenn es nur vornehm ist die Mode mitzumachen?«[12]

MEYERS dramatische Anklage verhallte nicht ungehört wie die seiner Vorgänger – zwar änderte er nichts an der weiblichen Schuhmode, aber die Militärs wurden auf ihn aufmerksam. Wiesen nicht schon junge Rekruten bei ihrer Musterung Fußverformungen auf, und mußten sie nicht deshalb ausgemustert werden? Hing die Kampfkraft der Infanterie nicht in erster Linie von ihren Füßen ab? Die Kriegsministerien verschiedener Länder nahmen mit MEYER Kontakt auf und verwirklichten seine Forderungen nach einem gesundheitsgerechten Schuh. Die Stiefel der Soldaten, die die Geschicke des europäischen Kontinents in den letzten 150 Jahren so unheilvoll bestimmten, waren fußgerecht. Der feste Schritt des Stiefels demonstrierte Entschlossenheit, Macht, Eroberungswillen; das Imponiergehabe mittelalterlicher Landsknechte mit ausgestopfter Hühnerbrust und erhöhtem Absatz paßte nicht mehr in ein Zeitalter, in dem die Überlegenheit aus der Beherrschung von Technik, Industrie und Handel entstand.

Im Leben der Frauen änderte sich vorerst nur wenig. Auch wenn die Emanzipationsbestrebungen stärker wurden, und sich vereinzelt Vorstöße zur Einführung von Reformkleidern und Schuhen nachweisen lassen, blieb die Schuhmode überwiegend grazil-feminin.

Die Orthopäden kümmerten sich im 20. Jahrhundert weniger um die Vorbeugung, als mehr um die operativ-technische Bewältigung der Zivilisationsschäden. Die Operationsverfahren nach BRANDES und HOHMANN (s. S. 41), die die X-Zehen beseitigen sollten, wurden in der ersten Hälfte dieses Jahrhunderts entwickelt. Die Medizin mußte vor der Mode kapitulieren: unfähig, Schäden vor ihrer Entstehung zu verhüten, übernahm sie die Nachsorge.

Unser Jahrhundert beweist, daß selbst der Fuß mitten in der politischen Auseinandersetzung stehen kann, und die Aufforderung, gesund zu leben, durchaus nicht immer nur mit philantrophischen

Vorstellungen verbunden ist. Nach 1933 bekamen die Vertreter fußgerechter Schuhe Unterstützung von denen, die sich als Gegner der persönlichen Freiheit erweisen sollten, den Nationalsozialisten. Die Fuß-Gesundheit war Voraussetzung wirtschaftlicher Leistungsfähigkeit und der Verwirklichung der angestrebten Weltherrschaftspläne. Mehr noch als die Militärs mußte der Staatsführung an einer gesunden Bevölkerung gelegen sein. Fußgymnastik gehörte zum Übungsprogramm der HJ, der SS und der Wehrmacht. Mit Hilfe einer Koordinationseinrichtung (Deutsche Forschungsstelle für Schuh- und Leistenbau), in der Schuhindustrie, Orthopäden, Handwerk und staatliche Stellen zusammenarbeiteten, sollte der fußgerechte Schuh durchgesetzt werden. Diese Einrichtung nahm sich den »undeutschen Modeschuh« zum Zielpunkt ihrer Angriffe. In einer Verlautbarung wurde es als »untragbar« bezeichnet, daß »eine vom Ausland kommende Mode« den Bemühungen um einen fußgerechten Schuh zuwiderlief.[13]

Die Nationalsozialisten förderten Ärzte, die sich mit der Fußgesundheit beschäftigten, und unterstützten sie bei der Umsetzung ihrer Erkenntnisse in die Praxis. Der Frankfurter Orthopäde Professor WILHELM THOMSEN ist hier an erster Stelle zu nennen. Seine vielfältigen und zum Teil sehr lesenswerten Veröffentlichungen sind mit einer politisch motivierten Leistungsmedizin verbunden, die nicht nur den einzelnen Menschen, sondern vor allem das Partei- und Staatswohl im Auge hatte. In seinen Aufklärungsschriften spielt die Angst vor Degeneration des Volkes (Entartung) eine zentrale Rolle. 1940 sah er den Krieg als Helfer im Kampf um die Fußgesundheit, da auf Luxus zunehmend verzichtet werden mußte. Er glaubte, daß seine Gesundheitsvorstellungen »erst nach der siegreichen Beendigung des Krieges ganz verwirklicht werden« könnten.[14] THOMSENS Hoffnungen erfüllten sich nicht; selbst mit einer Diktatur ließ sich die Fußgesundheit nicht erzwingen. Ganz im Gegenteil. An den Folgen der in den Kriegs- und Nachkriegsjahren schlechten Versorgung mit Schuhen leiden noch heute viele Patienten. Sie mußten aus Not in ihrer Kindheit lange Zeit viel zu kleine oder ungeeignete Schuhe tragen. Die Mode im Nachkriegsdeutschland gab der neu erwachenden Lebensfreude und dem Ende staatlicher Bevormundung Ausdruck. Die Absätze wuchsen wieder in die Höhe, der Stöckelschuh wurde zum Symbol der 50er und frühen 60er Jahre.

Schon der kurze Streifzug durch die Geschichte zeigt, daß sich Gesundheit nicht verordnen läßt. Der Mensch kann weder durch medizinische Autoritäten, moralische Appelle, sarkastische Pamphlete oder politischen Druck gezwungen werden, gesundheitsgerecht zu leben.

Die Frage, warum sich eine Schuhmode, unter der offensichtlich viele Frauen und einige Männer leiden, über Jahrhunderte hat halten können, ist nur zum Teil geklärt. Ich kann hierzu nur Vermutungen anstellen und die in anderen Kapiteln angesprochenen Gedanken wieder aufnehmen. Ich glaube, daß ein menschliches Bedürfnis besteht, sich zu schmücken und schön auszusehen. Dieser Wunsch kann auf den eigenen Körper oder, viel häufiger, auf das andere Geschlecht gerichtet sein. Wir ziehen uns gut an wenn wir ausgehen, tanzen, uns vor Arbeitskollegen(innen) oder in der Öffentlichkeit zeigen. Wir freuen uns über Komplimente und es beunruhigt uns gar nicht, wenn eine Bekannte oder ein Bekannter uns »attraktiv« findet. Vielleicht sind wir ihm/ihr sympathisch. In der Mode schwingen Emotionen mit, wir drücken durch die Körpersprache unsere Gefühle aus. Ein schwarzes Trauerkleid mit flachen Schuhen signalisiert das Gegenteil von einem, die Figur betonenden Rock, unter dem wohlgeformte Waden und schicke hohe Schuhe zum Vorschein kommen. Bewußt oder unbewußt, beabsichtigt oder unbeabsichtigt kann der Schuh eine erotische Nachricht transportieren. Das Fotomodell mag leichtgeschürzt sein, die Stöckelschuhe bleiben an – selbst wenn die Hüllen fallen.

Auch im Alltagsleben setzt der Schuh Akzente: Der Absatz hebt den Po und löst beim männlichen Betrachter einen sexuellen Schlüsselreiz aus, der im täglichen Leben unterdrückt wird. Was bleibt ist eine Assoziation, die der Trägerin Attraktivität – »Anziehungskraft« – bestätigt.

Aus den Gebieten der Psychologie, Psychoanalyse, Literatur und Volkskunde lassen sich viele Beispiele für die erotische Funktion von Fuß und Schuh zusammentragen.[15] Auch das bekannte, oben erwähnte Märchen vom Aschenputtel enthält solche Elemente. Nur das Mädchen, das kleine, zierliche Füße hat, kann den Märchenprinzen freien. Dafür sind die Schwestern bereit, sich selbst Leid zuzufügen und Schmerzen zu ertragen. Ihnen klingen die Worte der Mutter in den Ohren: »Wenn du erst Königin bist, mußt du nicht mehr laufen.« Die kleinen Füße eröffnen den Zugang zum »Traummann«. Die Hochzeit markiert den sozialen Aufstieg. Die Prinzessin braucht sich nicht mehr auf den Boden der Realität zu begeben und kann dem Mühsal des Alltags entfliehen. Ihr tänzelnder Gang hebt sie von den Frauen ab, die sich mühsam plagen müssen. Wie bei den Chinesen wird das »Nichtlaufen-Können« zum sozialen Kennzeichen einer vom Glück bevorzugten Schicht.

Das unscheinbare Kleidungsstück Schuh erweist sich bei näherem Hinsehen als Teil einer mehr als tausendjährigen Kultur, die wir nicht einfach abstreifen können. Schuhe schützen nicht nur den Fuß, sie können das Gefühl von Aktivität, Jugend, Attraktivität, Sicherheit, Erotik, sozialer Anerkennung und Entschlossenheit vermitteln. Schuhe sind Teil unseres Lebens, sie tragen zu unserer Lebensfreude bei.

Gerade wegen der vielfältigen kulturellen Einflüsse ist es schwer einen abschließenden Rat zu geben. Sie haben in dem Bändchen immer wieder Hinweise bekommen, wie Sie sich verhalten können, um Beschwerden zu vermeiden oder zu lindern. Die richtige Auswahl der Schuhe spielt dabei eine wichtige Rolle. Ob Sie eher zum modisch betonten Schuh oder der Gesundheitssandale greifen, wird von Ihrer Persönlichkeit abhängen. Ihr Wissen erleichtert Ihnen die Entscheidung.

Im Mittelpunkt steht weder die Mode noch eine »abstrakte Gesundheit«, *im Mittelpunkt stehen Sie und Ihr Wohlbefinden.*

Literaturzitate

1 Peter Campers Abhandlung über den besten Schuh. Aus dem Holländischen übersetzt von Joseph Franz Edlen von Jacquin, Wien 1782, S. 1–2.
2 Vgl.: Günther Gall: Die Entwicklung des Absatzes in der Schuhmode. In: Waffen- und Kostümkunde 30, 1971, S. 13–25.
3 Ebenda, S. 21.
4 P. Campers ... a.a.O., S. 53–54.
5 August Gottlieb Richter: Anfangsgründe der Wundarzneykunst. Bd. 1, Wien 1792, S. 441.
6 Ebenda, S. 443.
7 Heinrich Callissens: System der Neueren Wundarzneykunst zum öffentlichen und Privatgebrauche. 2. Teil, Kopenhagen 1800, S. 228.
8 Johann Gottlob Bernstein: Praktisches Handbuch für Wundärzte, Bd. 1, Leipzig 1818, S. 562.
9 Zitiert nach: Deutschland und die Französische Revolution 1789–1989. Eine Ausstellung des Goethe-Instituts zum Jubiläum des welthistorischen Ereignisses. Ausstellungskatalog, bearb. v. Franz Dumont u. a., Stuttgart 1989, S. 219.
10 Herrmann von Meyer: Procrustes ante portas. Zit. nach: W. Thompson Die Geschichte der Schuhreform Herrmann von Meyers und ihre Beziehungen zur Gegenwart. Stuttgart 1940, S. 16.
11 Ebenda, S. 22.
12 Ebenda, S. 24.
13 Wilhelm Thomsen: Kampf der Fußschwäche! Ursachen, Mechanismus, Mittel und Wege zu ihrer Bekämpfung. München, Berlin 1939, S. 219–221.
14 Ebenda, S. 14.
15 Siehe hierzu: Michael Andritzky (Hg.) u. a.: z. B. Schuhe. Vom bloßen Fuß zum Stöckelschuh. Eine Kulturgeschichte der Fußbekleidung. Gießen 1988.

Sachverzeichnis

Halbfette Seitenzahlen verweisen auf Abbildungen